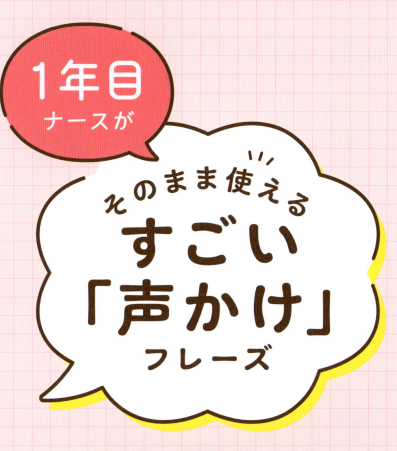

はじめに

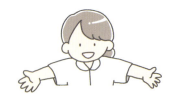

　このたびは『1年目ナースがそのまま使える すごい「声かけ」フレーズ』を手に取っていただき、ありがとうございます。
　現在、私はホスピスの看護師をしています。ホスピスでは、時間が限られた患者さんも多く、その中で患者さんやご家族から情報や希望を円滑に引き出すためには、コミュニケーションスキルがとても大切だと日々実感しています。

　しかし、コミュニケーションスキルや声かけは、看護師それぞれが経験でまかなっていたり、個人差（患者さんの性格や看護師の性格、技量など）によるところも多く、教えてもらう機会も学ぶ機会も少ない印象です。
　実際、私の新人時代は看護技術を覚えるのに必死で、コミュニケーションの勉強まで手が回りませんでした。患者さんとの関わりの中で返答に悩むこともありましたし、余裕がなくて気持ちがこもっていないコミュニケーションになっていたことも多かったと思います。

　これは私だけでなく、そんな新人さんも多いのではないでしょうか。

　そこで本書では、コミュニケーションの基本から、処置・ケアでよくあるシチュエーションでの対応例、看護師が困りがち

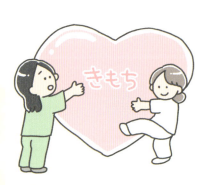

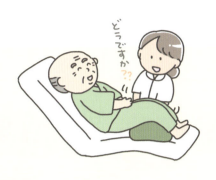

な事例での声かけ例などをできるだけ簡単にまとめました。また、楽しく学んでいただけるようにイラストもたくさん掲載しました。

　ですが、コミュニケーションに正解はなく、あくまでも一例ですので、患者さんに合わせた声かけ、言葉かけを自分で考えていく必要があります。

　経験を積む中で、声かけやコミュニケーションスキルは身についていくことも多いかもしれませんが、経験していなくても、知っておいたり学んでおくことで得られるものはたくさんあります。

　これからも患者さんとのコミュニケーションに悩んだり、言葉が出ないことも時にはあるかもしれません。でも、思いやりのあるコミュニケーションは、患者さんにちゃんと伝わります。

　いつでも優しく、思いやりのあるコミュニケーションを目標にしている方に、この本が届けば幸いです。

　では、時々休みながら、
　無理しすぎず、一緒に頑張っていきましょう。

よん

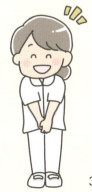

もくじ

はじめに ……… 2

PART 1 知っておきたい！信頼を育む「コミュニケーションの基本」

相手を尊重する ……… 10

1 「いいあいさつ」が「いい人間関係」をつくる ……… 11
2 相手に関心を寄せ、「背景」を理解して関わろう ……… 13
3 相手の「価値観」を受け入れよう ……… 14
4 「相手にちゃんと伝わるか」を大切に ……… 14

話しやすい環境、雰囲気をつくる ……… 16

1 「話しやすい雰囲気」をつくるために意識してほしいこと ……… 17
2 言葉のチカラを活用：言語的コミュニケーションスキルの基本 ……… 18
3 言葉に頼らない伝え方：非言語的コミュニケーションスキルの基本 ……… 19
COLUMN 見直してみてほしい自分の話し方や行動 ……… 23

「傾聴」と「共感」で相手と同じ方向を向く ……… 24

1 上手に話を聞く３つのコツ ……… 25
2 「傾聴」の技法を身につけよう ……… 26
COLUMN コミュニケーションスキル「NURSE」 ……… 29

「思いやりのある言葉遣い」を心がける ……… 30

1 慣れてしまえば「敬語」は怖くない！ ……… 31

2 よく使う言葉も「丁寧な言葉」に言い換えよう …… 33

3 わかりにくい「専門用語」は使わない …… 36

4 「クッション言葉」でやわらかく …… 37

「質問力」を身につけよう …… 39

1 「質問力」を磨く4つのメリット …… 40

2 「オープンクエスチョン」と「クローズドクエスチョン」…… 40

3 「質問のレパートリー」を増やそう！ …… 41

4 先輩に質問するときに気をつけたいこと …… 44

PART 2 ［処置・ケア］患者さんやご家族と接するときの気のきいた声かけ

「あいさつ」の大切さとマナーをおさらいしよう！ …… 48

1 よく使う「基本的なあいさつ」…… 48

2 ノックは？　声かけは？　「入室」マナー …… 50

3 シーン別「好印象なあいさつ」…… 50

CASE 患者さんと話が弾まない …… 52

「環境整備」は患者さんが安心して過ごせるように …… 55

1 おさえておきたい「環境整備」の基本 …… 55

2 「環境整備」で使える声かけフレーズ …… 57

「清拭」は体調に配慮しながら …… 59

1 「清拭前」にここをチェック！ …… 59

2 「清拭」で気をつけたいこと …… 60

3 「清拭」で使える声かけフレーズ …… 60

CASE 患者さんに入浴を断られた …… 63

「検査・治療」は患者さんの不安に寄り添って ……… 66

1 検査や治療名はわかりやすく言い換えよう ……… 66
2 「検査・治療前」で使える声かけフレーズ ……… 67
3 「検査・治療中」で使える声かけフレーズ ……… 68
4 「検査・治療後」で使える声かけフレーズ ……… 69
CASE 採血を失敗してしまった ……… 70
CASE ベッド上安静の患者さんに
トイレに行きたいと言われた ……… 73

「バイタルサイン測定」は慣れに注意！　丁寧に説明を ……… 76

1 「体温測定」で使える声かけフレーズ ……… 76
2 「脈拍・血圧測定」で使える声かけフレーズ ……… 77

「与薬」はどんなときも「与薬の6R」を確認！ ……… 79

1 「与薬の6R」とは？ ……… 79
2 服用時間を守るためにきちんと伝えよう ……… 80
3 「投与経路」をわかりやすく伝えよう ……… 81
4 患者さんからよくある与薬についての質問 ……… 81
5 「与薬時」に使える声かけフレーズ ……… 82
CASE 内服薬を拒否された ……… 84

認知症やせん妄症状のある患者さんとの
コミュニケーション ……… 86

1 そもそも「認知症」とは？ ……… 86
2 そもそも「せん妄」とは？ ……… 87
3 「認知症」と「せん妄」の違い ……… 89
4 「ユマニチュード」を意識して関わろう ……… 89
5 認知症患者さん対応時に使える声かけフレーズ ……… 90
CASE 「帰宅願望」を繰り返す患者さん ……… 93

COLUMN 高齢の患者さんに安心感を与える
言葉遣いのポイント ……96

患者さんのご家族とのコミュニケーション ……97

1 ご家族と関わるその前に…… 97
2 ご家族が体験する「不安な気持ち」を理解する …… 98
3 ご家族への基本的な声かけフレーズ …… 99
CASE 患者さんのご家族が面会に来た …… 103

現場ナースが困ったコミュニケーションは？

「クレーム対応」は慌てず落ち着いて …… 107

1 「クレーム対応」の基本ステップ …… 107
2 クレームにつながりやすいこのポイントに注意 …… 108
3 「クレーム対応」で使える声かけフレーズ …… 108

「患者さんからのセクハラ」にははっきり「NO」と言おう …… 112

1 「セクハラ」に該当するもの …… 112
2 セクハラを受けたときに使えるフレーズ …… 112

CASE 院外へのお使いを頼まれた …… 114
CASE お礼に、とお菓子を渡された …… 117
CASE 患者さんが医師からバッドニュースを伝えられた …… 119
COLUMN 患者さんに悪いニュースを伝えるとき …… 122
CASE 医師からの病状説明終了後に
患者さんから質問を受けた …… 125
CASE 患者さんが亡くなられた …… 128
CASE 患者さんから「死にたい」と言われた …… 131
CASE ご家族が患者本人に病状を話したくない …… 134

PART 3 ［報告・連絡・相談ほか］ 先輩＆スタッフから信頼される スゴイ声かけ

これだけは知っておきたい「報告・連絡・相談」の基本 …… 138

1 「誰」に「何」を伝えればいい？ …… 138

2 上手な「ほう・れん・そう」のタイミングとコツ …… 139

3 「ほう・れん・そう」で使える声かけフレーズ …… 140

4 報告ツール「ISBARC」を利用して報告してみよう …… 142

CASE 忙しそうな先輩に、急を要する患者さんの状態の変化を 報告したい …… 143

CASE 医師に指示を出されてしまった …… 145

CASE インシデントの報告をしたい …… 147

先輩・スタッフに愛される！　コミュニケーションの秘訣 …… 149

1 先輩や上司から注意・指摘を受けたとき使える声かけフレーズ …… 149

2 後輩に指導・フィードバックするとき使える声かけフレーズ …… 151

CASE 業務で手一杯なのに「手伝って」と先輩看護師に言われた …… 154

CASE それぞれの先輩で教えることが異なる …… 156

CASE 先輩や同僚より早く仕事が終わった …… 158

CASE 自信のないケアや処置の見守り・指導をお願いしたい …… 160

「電話対応」は慣れれば怖くない！　マナーと便利なフレーズ …… 162

1 電話対応の基本 …… 162

2 電話対応のマナー …… 163

3 電話対応の基本のフレーズ …… 163

参考・引用文献 …… 167

編集協力：白石弓夏　　　　　　　装画・本文イラスト：よん

装丁デザイン：ten-bin（田村梓）　本文デザイン・DTP：ウエイド（土屋裕子）

PART 1

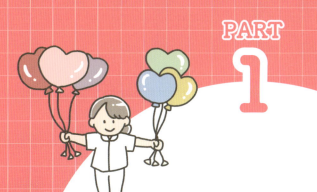

知っておきたい！
信頼を育む
「コミュニケーションの基本」

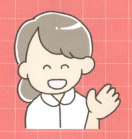

相手を尊重する

「"相手を尊重する"ってどういうこと？」と疑問に思う方もいるかもしれませんが、本当に言葉のとおりで、患者さんをひとりの価値のある人間として誠実に向き合う、ということです。

「尊重する＝価値のあるもの、尊いものとして大切に扱うこと」

　これは普段のコミュニケーションでも大切ですね。看護師として患者さんに寄り添う上でも、とても重要なポイントです。
　ここではどんな対応が「相手を尊重する」のか、一緒に学んでいけたらと思います。

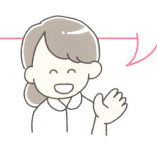

1 「いいあいさつ」が「いい人間関係」をつくる

❶気持ちのいいあいさつをしよう

「あいさつと尊重って関係ある？」と思うかもしれませんが、実はあいさつには「**あなたの存在を認めていますよ**」という意味が込められています。なので、気持ちのいいあいさつは「相手を尊重したコミュニケーション」の大切な第一歩だと私は思っています。

あいさつの効果は「**表情＋あいさつ＋おじぎ**」で決まります。どんな人に対しても気持ちのいいあいさつができるように心がけましょう。

❷明るい表情であいさつしよう

手順

①まずは笑顔をつくる　②笑顔のまま　　　③言い終わったあとも
　（目尻を下げて口角　　あいさつ　　　　　笑顔を心がける
　を上げる）

あいさつは相手の目を見てしよう！

あと、マスクをしていてもどんな表情をしているか相手にはわかることが多いから気を抜かないように！

※笑顔が相応しくない状況もあるので注意しよう

❸ おじぎにも注意しよう

手順

①歩いている場合は立ち止まる
②相手と視線を合わせる
③おじぎの前にあいさつする
④背筋を伸ばしたまま腰から曲げる
　首が曲がらないように注意
⑤ゆっくり上半身を起こし、再び相手と視線を合わせる

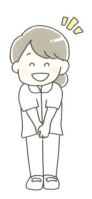

おじぎの種類

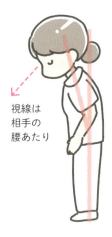

視線は相手の腰あたり

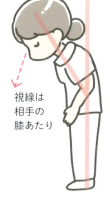

視線は相手の膝あたり

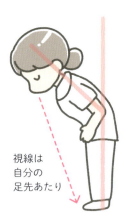

視線は自分の足先あたり

会　釈	普通礼	最敬礼
15度	30度	45度
軽いおじぎ	一般的なおじぎ	深い敬意を表すおじぎ
廊下で患者さんやスタッフとすれ違うときなど	入院する患者さんや初対面の方にあいさつするときなど	深い感謝や謝罪、お見送りのときなど

2 相手に関心を寄せ、「背景」を理解して関わろう

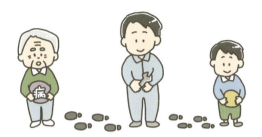

　人はみんな、性格や家庭環境、その人を取り巻く状況や経験などに影響を受けながら、その人だけの価値観や考え方、大切にしていることを培ってきています。なので、しっかり情報収集して、その人の背景を把握して関わることは、相手を尊重することに直結していると思います。病気や家族、生活背景はもちろんですが、**その人自身、その人の人生に関心を寄せてみましょう**。いろんな角度からその人を見ることで、知れることがたくさんあります。

　私は、患者さんが入院された際や症状が落ち着いてきたころに、「趣味や生きがい、大切にしたいこと」についておたずねすることがよくあります。
　患者さんが大切にしていることを医療者が理解していれば、今後の治療方針や看護に役立てることができるかもしれませんし、何よりもその人を深く理解することができます。実際、患者さんの「生き方」について知れたことも多々あります。
　また、患者さんにとっても、自分の生きがいについて考える機会となり、自分らしい生き方について深く考える機会になることもあります。
　42ページの「希望をたずねる」などを参考に、患者さんに質問してみてください。

③ 相手の「価値観」を受け入れよう

　前のページでもお話ししていますが、その人を取り巻く環境や経験によって価値観や考え方は違ってきます。それはとても自然なことですよね。でも、患者さんとお話しする中で、「あれ？　その考えや方向性は……」と感じる場面もあるかもしれません。そして、意見をしたくなることもあるかもしれませんが、どんな気持ちや意見にもまずは寄り添う必要があります。

　相手が悩んだり、たくさん考えて出したその意見に、まずは寄り添いましょう。価値観が違えば、その人自身やその人の意見の根底を理解するのには時間がかかるかと思いますが、**その人の価値観を受け入れて寄り添う**、ということはその人を尊重することにつながっていくと思います。

④ 「相手にちゃんと伝わるか」を大切に

　目が見えない患者さん、耳が聞こえない患者さん、言葉が発せられない患者さん、意思疎通の難しい患者さんなど、様々な方がいらっしゃいますが、工夫次第でどんな患者さんともコミュニケーションはとれると思っています。

　しかし、人は「言語的コミュニケーション」（言葉や文章を使って情報を伝える方法）と「非言語的コミュニケーション」（身振り、表情、態度など言葉以外の手段で情報を伝える方法）の両方をうまく使って相手に情報を伝えていることが多いので、**どちらかのコミュニケーションが難しい患者さんへの対応には一層の工夫が必要**です。

　筆談や文字盤などでコミュニケーションをとることも多いかと思いますが、点字や手話もコミュニケーションの方法として知っておくといいかもしれません。

手話の例

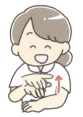
はじめまして

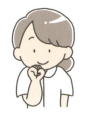
よろしくお願いします

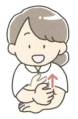
お疲れさま

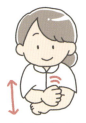
ありがとう

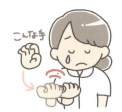
痛い

点字の例（五十音）

あ	い	う	え	お
●○ ○○ ○○	●○ ●○ ○○	●● ○○ ○○	●● ●○ ○○	●○ ●○ ○○

か	き	く	け	こ
●○ ○○ ○●	●○ ●○ ○●	●● ○○ ○●	●● ●○ ○●	●○ ●○ ○●

さ	し	す	せ	そ
●○ ○● ○●	●○ ●● ○●	●● ○● ○●	●● ●● ○●	●○ ●● ○●

た	ち	つ	て	と
●○ ○○ ●○	●○ ●○ ●○	●● ○○ ●○	●● ●○ ●○	●○ ●● ●○

な	に	ぬ	ね	の
●○ ○○ ○○	●○ ●○ ○○	●● ○○ ○○	●● ●○ ○○	●○ ●○ ○○

は	ひ	ふ	へ	ほ
●○ ○○ ●●	●○ ●○ ●●	●● ○○ ●●	●● ●○ ●●	●○ ●○ ●●

ま	み	む	め	も
●○ ○● ●●	●○ ●● ●●	●● ○● ●●	●● ●● ●●	●○ ●● ●●

や		ゆ		よ
○● ○○ ●○		○● ○○ ●●		○● ●○ ●●

ら	り	る	れ	ろ
●○ ○○ ○●	●○ ●○ ○●	●● ○○ ○●	●● ●○ ○●	●○ ●● ○●

わ		を		ん
○● ○○ ○○		○● ○● ○○		○● ○● ○●

PART 1 知っておきたい！ 信頼を育む「コミュニケーションの基本」

話しやすい環境、雰囲気をつくる

　患者さんが安心して話せるような雰囲気をつくることで、より深いコミュニケーションが図れます。

　患者さんの話をうまく引き出すためには、適切な言葉がけだけでなく、「話しやすい環境づくり」や「話を聴く姿勢」もとても重要です。

　言葉以上に、非言語的コミュニケーションが相手に大きな影響を与えることがあります。

　ここでは言語的コミュニケーションに加えて非言語的コミュニケーションについても学び、円滑で質の高いコミュニケーションをとれるようにしましょう！

　患者さんに「この看護師さんは私の話をやさしく聞いてくれる」と感じてもらえるように、話しやすい環境や雰囲気をつくり出せるように工夫しましょう！

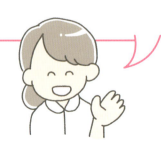

1 「話しやすい雰囲気」をつくるために意識してほしいこと

❶「話をするための時間」を確保しよう

　看護師が忙しそうにしている状況では、患者さんもゆっくり話をしたいとはなかなか思えないですよね。しかし病棟で働いていると、まとまった時間をとるのは難しいことも多いでしょう。そんなときは、ケアや処置の合間など、5分でも10分でも、**その人としっかり向き合って話をすると決めて、意識的に時間を確保する**などしましょう。

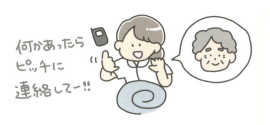

「これから○○さんと話をしてくる！」と同僚に伝え、何かあればピッチを鳴らしてもらうようにしてナースステーションを離れましょう。

❷「自分の感情」を整える

　イライラしていたり、別のことに気を取られていたり、焦っていたりすると、患者さんにも伝わってしまいます。患者さんと落ち着いて接するためには、**深呼吸などで心を穏やかに整えてから対応することが**大切です。

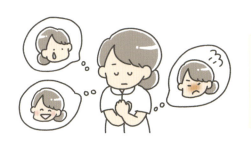

イライラや焦りだけでなく、悲しみもコントロールして患者さんの元へ向かいましょう！

2 言葉のチカラを活用：言語的コミュニケーションスキルの基本

❶ あいさつ＆自己紹介で１日を始める

その日はじめて患者さんを訪室する際には、**表情に注意しながらあいさつと自己紹介をしましょう**。そうすることで患者さんは安心し、看護師とコミュニケーションをとる準備ができます。

また、寝たきりの患者さん、何回も担当していてすでに自分のことを覚えてくれている患者さん、面会に来られた担当患者さんのご家族に対しても、あいさつと自己紹介は必ず行いましょう。

「〇〇さん、おはようございます。今日は日勤で担当させていただく△△です。今日１日よろしくお願いします」

❷ 会話の導入を工夫する

すぐ本題に入るのではなく、季節や天候、最近の明るいニュースや患者さんが関心をもっていることなどについて話題を振ってみましょう。患者さんの緊張もほぐれていきますよ。

「今日はいい天気ですね」
「だいぶ冷えてきましたが、寒くありませんか？」
「〇〇選手はまたホームランを打ちましたね！」

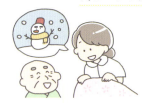

気候など話題によっては「病室から出られないからわからない」と悲しくなったり怒ったりする患者さんもいるよ。話題選びには気をつけてね！　一方で「外の様子がわからなかいから教えてもらうとうれしい」という患者さんもいるよ。そういう場合はカーテンを開けて外の様子を一緒に見たり、「さっき外に出たら寒かったんですよ〜」と少し手を触れたり、相手に伝える工夫をしてみよう。

❸ 今日の予定を伝える

　患者さんには、検査や治療など、その日の予定をお伝えしましょう。大体の予定がわかると、患者さんも治療や検査に向かう心構えができます。入浴の希望や面会の予定などもこのときに確認できるといいですね。

　その後、予定が遅れたり、変更になりそうな場合は、できるだけ早めにお伝えできると患者さんも安心して待つことができます。

「今日は○時ごろに検査の予定です。時間が来ましたらお声かけますね。時間の変更などあればわかり次第お伝えします」

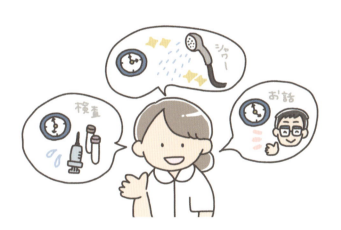

3　言葉に頼らない伝え方：非言語的コミュニケーションスキルの基本

「目は口ほどにものを言う」ということわざがあるように、視線や表情は、口で話すのと同じくらい相手に気持ちを伝える力があるものです。言葉だけでなく次のようなことにも気をつけながらコミュニケーションをとっていきましょう！

19

❶ 視線、目の高さを合わせる

　患者さんがベッドに臥床(がしょう)していたり、車椅子に乗車している場合は、看護師が立ったままで話をすると見下ろすことになり、威圧的な印象を与えてしまいます。

　ですから、患者さんと話をするときはしゃがむなどして、**目の高さを合わせ、目を見て話しましょう**。目を見て話すことで相手は「ちゃんと話を聞いてくれる」と感じられるでしょう。

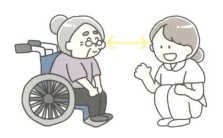

> あまりじっと目を見つめすぎると、相手に攻撃的な印象を与えることもあるよ。時々視線を外すことも大切！

❷ 話を聞くときの位置は？

　一般的には、真正面ではなく、90度（直角）の位置が心地よく会話できるとされています。

　ただし、場所や患者さんによっても違うため、心地よいと思ってもらえる位置を探りましょう。

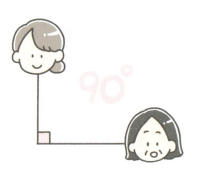

❸ 相手との距離感に気をつける

　人には「パーソナルスペース」と呼ばれる、**自分と他人との間に心地よく感じる距離**があります。この距離は、安心感や快適さを保つために重要で、人によって、また状況によって異なります。それぞれの患者さんに応じて、心地よい距離を探してみてください。

(1) 密接距離（0〜45cm）：家族やパートナーなど、とても親しい関係
　　　　　　にある人に許される距離

(2) 個体距離（45〜120cm）：友人や知人など、日常的に接する人との距離。相手の表情を読み取ることができる。相手に親近感を覚える距離
(3) 社会距離（120〜360cm）：ビジネスの場面や公式な関係での距離。細かい表情は見えないけれど、相手に気を使わせない距離
(4) 公衆距離（360cm以上）：不特定多数の人との距離（たとえば講義など）。複数の相手が見渡せる

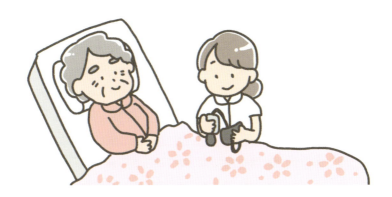

❹ 表情や声は相手に合わせて調節しよう

　表情や、声量、話すスピードなどは**患者さんのそのときのエネルギーレベル**に合わせましょう。

　元気な患者さんには元気よく、疲れている患者さんには少し抑え気味にするなど。そうすることで、患者さんに「**この看護師さんは自分のことを考えてくれている**」「**共感してもらえている**」と安心感を与えることができ、信頼関係の構築につながります。

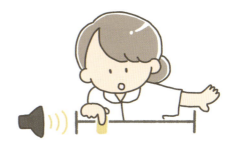

❺ 安楽な姿勢をとってもらう

　患者さんには**安楽な姿勢**をとってもらいましょう。自分で体勢を変えることが難しい患者さんの場合は、看護師が調整をしましょう。

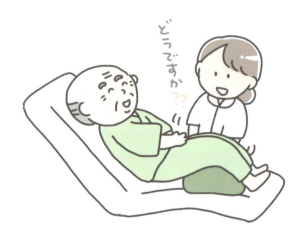

❻ 気持ちを込めて「タッチング」を行う

「タッチング」とは、患者さんの身体に触れることをいいます。

　タッチングには**不安を和らげる効果**があります。状況に応じて、患者さんの肩や背中、手などに思いやりやいたわりの気持ちを込めてそっと触れましょう。患者さんに触れるときは、患者さんに必ず同意を得てから行います。

　なかには体に触れられるのが嫌な人がいたり、異性の場合はセクシャルハラスメントと感じたりする場合もあるので十分な配慮が必要です。

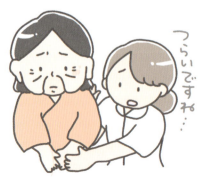

COLUMN

見直してみてほしい自分の話し方や行動

　患者さんは、看護師とのコミュニケーションをとおして、その看護師の技量をはかります。無意識にしているなんとなくのクセが、患者さんにとって不快に感じられることもあるでしょう。場合によっては、「この人とは話したくない」とすら思われてしまうこともあります。せっかくのいい看護も、そうした話し方や行動で台無しになってしまわないように以下のことに気をつけてください。

こんな「話し方」に気をつけて！
- 「大丈夫、大丈夫！」など患者さんの不安を軽視するような安易な慰め
- 会話の導入なしに、いきなり言いにくい話題から始める
- 相手に話をさせようとしつこく質問する
- 相手の考えを否定したり、言い争いをする
- 相手の話が終わらないうちに口を挟む

こんな「行動」に気をつけて！
- 腕組みをする
- フロアを走る
- 舌打ちをする
- ものを乱暴に扱う
- ものをよく落とす
- 頬杖をつく
- 意味もなく笑う

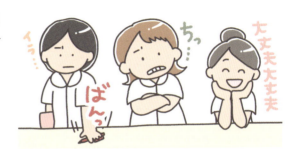

医療者にとっての当たり前と患者さんや家族の当たり前とは違うよ。

「傾聴」と「共感」で相手と同じ方向を向く

　患者さんと一緒に悩み、考えていくためには、相手の立場に立って考えることがとても大切です。

　相手の立場に立って考えるとは、「その人がこれまでどのように生きてきたか」「どんな背景や、価値観をもっているのか」を理解し、そして、「自分がその人だったらどのような発言や行動をするだろうか」「どんな気持ちになるだろうか」と想像して寄り添うことだと思います。

　そのためには、相手のことを詳しく知る必要がありますし、相手の気持ちに触れる機会を積極的につくることも必要だと思います。

　患者さんが自分の気持ちを話したくなる存在になり、信頼関係を築きながら本音を引き出すコミュニケーションスキルを身につけることで、よりよいケアやサポートが可能になります。

　ここでは、相手が「この人に聞いてほしい」と思えるような信頼関係を築きつつ、気持ちを引き出すスキルを学んでいきましょう。

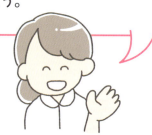

1 上手に話を聞く3つのコツ

❶ 話はさえぎらず、最後まで聞く

患者さんの話は最後まで聞きましょう。自分の意見と違うと口を挟みたくなるかもしれませんが、話に耳を傾けながら、患者さんの立場や感情に共感しようと心がけましょう。

発言する際には、**相手がどう感じるかを先に考えること**が大切です。

❷ 否定しない

自分の感情や価値観で判断せずに、**相手の言葉や気持ちをそのまま受け止め、話を聞く**ことが大切です。

患者さんは否定されると、自分の考えが理解されないと感じて話すのをやめてしまうことがあります。

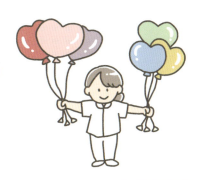

> 肯定的な反応を心がけてほしいですが、肯定的な反応をしにくい内容の場合は、患者さんがそう思うに至った気持ちに寄り添う言葉がけをしましょう。

❸ 安易な励ましやアドバイスはしない

安易な励ましやアドバイスは、相手にプレッシャーや不快感を与えてしまうことがあるので注意しましょう。

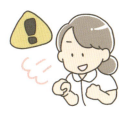

> 自分が話す時間より、患者さんが話す時間を長くとって、耳を傾けましょう（説明や指導時などは除く）。

2 「傾聴」の技法を身につけよう

看護師は不安や苦しみを抱える方との関わりが多いので、「傾聴」の技法を身につけましょう。傾聴することで、相手は「**自分を受け入れてくれている**」「**自分を理解しようとしてくれている**」という安心感が得られます。相手の気持ちを引き出したいときにもかなり効果的だと思います。また、相手の発言の裏にある気持ちを考えながら、相手が本当に伝えたいことを受け止めましょう。

❶「うなずきとあいづち」で話を促す

患者さんの話を聞くときは、首を縦に振ってうなずいたり、あいづちを打ちながら聞きましょう。うなずくときは相手の話のリズムに合わせ、反応よく行いましょう。

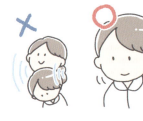

丁寧なうなずきやあいづちでこちらの聞く意欲が伝わるよ。

うなずくのがあまりにも遅すぎたり、早すぎたりすると、相手は話す気がなくなってしまうかも……。単調なあいづちや、「うん、うん」などもNG！

❷ どんな気持ちもまずは「受け止める」

患者さんのどんな気持ちも発言も、否定せず受け止めるように心がけましょう。怒りや悲しみ、不快といったマイナスの感情を表されることもあると思いますが、看護師が共感し受け止めることで、患者さんは安心して会話を進めることができます。

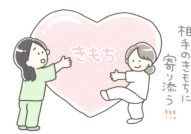

❸「相手の言葉」をそのまま繰り返してみる

ときには**患者さんが話した言葉をそのまま口に出して繰り返しましょう**。患者さんは自分が発した言葉を客観的に確認することができますし、ちゃんと受け手に伝わっていることがわかり、安心して話を進めることができます。

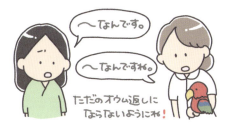

> 話し手の言葉の一部を繰り返すことで聞き上手な印象になるよ。

❹ 話を「要約」して明確化

「〜ということですか？」と患者さんが感じていること、**話した内容を要約して明確化**させましょう。

　患者さんは、この人になら自分のことを理解してもらえると安心して話しやすくなります。

> 患者さんは、一生懸命に考えながら伝えようとしています。言葉がなかなか出てこない場合もあるため、急かさずに待つことも重要！

❺ 気持ちを表出できるよう「質問」で促す

　患者さんが言葉に詰まったりしたときには「質問」をしてみましょう。患者さんは質問されることではじめて自分の気持ちに気づくこともありますし、話すきっかけにもなります。会話を広げることもできます。特に「**オープンクエスチョン**」（40ページ参照）は患者さんの気持ちの表出を促すのに有効です。

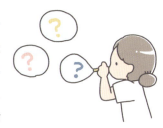

「今はどんなことが不安に思われますか？」

❻ 自分の気持ちや考えを表現する

　患者さんと関わるなかで感じた気持ちや考えたことなどを、素直に患者さんに伝えてみましょう。患者さんは自分の言葉や行動が、相手にはそのように伝わるのか、そんな気持ちにさせるのかと考えるきっかけにもなります。

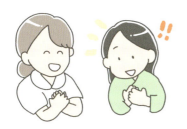

「私は○○さんがお話ししてくださってうれしいです！」と素直に気持ちを伝えると心の距離も近づくかも。

❼「沈黙」を恐れない

　これは❶〜❻と違って、「非言語的コミュニケーション」です。沈黙がしばらく続くと気まずくなって「何か話さなきゃ！」なんて慌ててしまいますよね。でも、沈黙を恐れず、相手が話し出すのを待ちましょう。

　患者さんの沈黙の理由は様々です。頭の中を整理しているのかもしれませんし、言葉を選んでいるのかもしれません。

　沈黙は「**患者さんにとって大切な時間**」としてとらえて、患者さんを急かしたりするのはやめましょう。患者さんが話したくなさそうなら、無理せず会話を終えましょう。

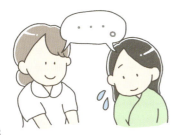

すぐに何か反応しなきゃ！何か伝えなくちゃ！とならなくて大丈夫。
　言葉で返すだけがコミュニケーションではないよ。

COLUMN

コミュニケーションスキル「NURSE」

　米国国立がん研究所が推奨している「NURSE」という総合的なコミュニケーションスキルも参考に、患者さんの気持ちに寄り添い、気持ちを引き出してみましょう。

NURSE

Naming………… 命名。患者さんから表出された感情に名前をつけ、受け入れていることを表明する

Understanding… 理解。患者さんが話す感情的な反応について、医療者がそのことを理解できていることを表明する

Respecting……… 承認。患者さんの感情に尊敬の意を表す

Supporting……… 支持。患者さんの状況に理解を示し、支援するための意欲と共に、協力して問題に向かおうと思っていることを表明する

Exploring………… 探索。患者さんに起こっている状況を理解し、それが患者さんにとってどのような意味をもつのか明確にしていく

關本翌子, 他：NURSEとはどのようなコミュニケーションスキルか〈日本がん看護学会監修：患者の感情表出を促すNURSEを用いたコミュニケーションスキル〉, 医学書院, 2015.を参考に著者作成

N：ご家族のことが不安だったんですね
U：そのような状況だと心配になりますよね
R：そのような状況でがんばっておられますね
S：みんなで一緒に考えていきましょう
E：不安なことをもう少し詳しく教えてください

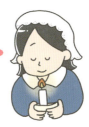

「思いやりのある言葉遣い」を心がける

「思いやりのある言葉遣い」とは何か——。「敬語」や「わかりやすい言葉で話す」ということもそのひとつだと私は思っています。きちんとした敬語を使い、相手に伝わりやすい言葉へ変換をして話をするということは、相手との信頼関係を築く上でとても大切なことです。

「言葉遣いに気をつける」ということは、相手に「自分は大切にされている」「寄り添ってもらっている」などの安心感も与えることができるのではないかと感じています。これは患者さんやご家族のみでなく、医師や先輩、他のスタッフとのコミュニケーションにおいても大切です。

敬語は日ごろから使い慣れていないと、とっさのときに普段の言葉遣いが出てしまい会話に違和感が生じることもあります。

最初は話す相手や内容、状況によって敬語を使い分けることは難しいかもしれませんが、敬語の基本を一緒に学んでいきましょう。

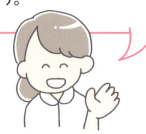

1 慣れてしまえば「敬語」は怖くない！

❶ 敬語の３つの種類

　敬語は、大きく分けて「丁寧語」「尊敬語」「謙譲語」の３種類に分類されます。伝える相手との関係性や状況によって使い分けます。

丁寧語

　話し手が聞き手に対する敬意を表して丁寧に伝えるための言葉遣いです。丁寧語は、話の相手や内容、動作の主を問わず、広く使われます。

- 語尾に「〜です」「〜ます」「〜ございます」をつける
- 名詞の頭に「お」「ご」をつける

> 丁寧語は、患者さんやご家族、医師や他職種、誰に対しても同じように使うことができます。
> OK:「〜です」　NG:「〜だよ」

尊敬語

　話し手が聞き手や話題の主の行動や状態を敬う気持ちを表すための言葉です。目上の方や他人の行動やもちものについて話すときに使います。自分や身内の行動には使いません。

- 動詞を「お（ご）〜になる（なさる）」の形に変えると尊敬語の意味を表す言葉になる
- 尊敬語独自の動詞を使う形式もある。33ページ［表１］参照

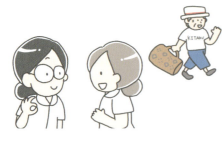

患者さんや病院外の人に病院内の人のことを話すときに使うことができます。
ＯＫ：「患者さんがお帰りになりました」
ＮＧ：「私がお帰りになりました」

謙譲語

　自分の立場を相手よりも低くすることで、相手を立てて敬意を表すための言葉です。主語が自分や自分の身内（家族やスタッフなど）の場合に使用します。

- 自分側の動作を伝えるときに使い、相手側の動作に対しては使用しない
- 普通の動詞を「お（ご）〜する（いたす）」の形に変えると謙譲語の意味を表す言葉になる
- 謙譲語独自の動詞を使う形式もある。次ページ［表１］参照

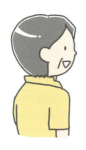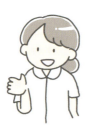

患者さんや病院外の人に病院内の人のことを話すときに使うことができます。
ＯＫ：「○○がご説明いたします」
　　　「私がご説明いたします」
ＮＧ：「患者さんがご説明いたします」

[表1] 動詞の「尊敬語」と「謙譲語」の一覧表

動詞	尊敬語	謙譲語
する	なさる	いたす
行く	いらっしゃる、行かれる	参る、うかがう
来る	お見えになる、お越しになる いらっしゃる	参る、うかがう
言う	おっしゃる	申す、申し上げる
食べる	召し上がる、お食べになる	いただく、頂戴する
知っている	ご存知である	存じる 存じ上げる、承知する
思う	お思いになる 思われる、思し召す	存じる
見る	ご覧になる	お目にかかる、拝見する
聞く	お聞きになる	うかがう、拝聴する
伝える	お伝えになる、伝えられる	申し伝える、お伝えする
借りる	お借りになる	お借りする、拝借する
着る	お召しになる、着られる	着させていただく
与える	くださる	差し上げる

2 よく使う言葉も「丁寧な言葉」に言い換えよう

　普段使う言葉も、丁寧な表現に言い換えることで、相手に対する敬意や思いやりを伝えることができます。状況に応じた言葉遣いを心がけ、円滑なコミュニケーションを目指しましょう。

［表2］日常語の丁寧な言い換え

自分や相手を指す言葉

日常語	丁寧な言い方
わたし、ぼく	わたくし
わたしたち	わたくしたち、我々
あなた	○○さん、○○さま
あなたたち	みなさま
相手	先方（せんぽう）
家族	ご家族（さま）
（相手の）お父さん、お母さん	お父さま、お母さま
（相手の）子供	お子さま
患者さん	患者さま
病院	当院（とういん）
（身内の）同僚や先輩、医師	担当医（師）、看護師、スタッフ

場所や人を表す指示語

日常語	丁寧な言い方
これ、こっち、ここ	こちら、こちらの場所
それ、そっち、そこ	そちら、そちらの場所
あれ、あっち、あそこ	あちら、あちらの場所
どれ、どっち	どちら
だれ	どなた

日時を表す言葉

日常語	丁寧な言い方
今日（きょう）	本日（ほんじつ）
今夜（こんや）	本日夜（ほんじつよる）
明日（あした、あす）	明日（みょうにち）
明後日（あさって）	明後日（みょうごにち）
昨日の夜	昨夜（さくや）
昨日（きのう）	昨日（さくじつ）
朝	今朝（けさ）

日常語	丁寧な言い方
昼	正午（しょうご）ごろ
さっき	先ほど
今すぐ	ただ今
今年	本年（ほんねん）
去年（きょねん）	昨年（さくねん）
おととし	一昨年（いっさくねん）

その他の言い換え語

日常語	丁寧な言い方
太った	恰幅（かっぷく）のいい
やせた	すらっとした
いっしょに行く	ごいっしょする
伝言	言伝（ことづて）
ミス	不手際（ふてぎわ）
忘れた	失念（しつねん）した
今回	このたび
とても	大変、誠に
ちょっと	少々
どれくらい	いかほど
どうですか	いかがですか
大丈夫ですか	よろしいですか
熱	発熱（はつねつ）
痛み	お痛み
病気	ご病気、病状
症状が悪くなる	症状が進行する
薬	お薬、処方薬
状態	ご様子、症状
具合	ご体調、ご様子
先生	担当医師
変わりはありませんか？	お変わりございませんか？

木澤晃代, 濱田安岐子監修：看護で使える言葉がけシーン別実例250, つちや書店, 2020.を参考に著者作成

3 わかりにくい「専門用語」は使わない

医療用語は一般的には理解しにくい言葉が多いため、患者さんやご家族に説明するときはわかりやすい言葉に変換し伝えるようにしましょう。

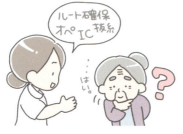

患者さんによってはわからなくてもわかったつもりでいることもあるかも……!?

日常のケア

体位変換、体位交換	体の向きをかえる
清拭（せいしき）	体を拭く
手浴、足浴	手を洗う、足を洗う
検温	体温を測る
バイタルを測る	体温や血圧や脈拍、（呼吸数）を測る
仰臥位（ぎょうがい）	あおむけ

処置

抜糸（ばっし）	糸を抜く
ルート確保	点滴や注射薬を入れるために血管に針をさす
オペ	手術
内服	薬を飲む
頓服（とんぷく）	ある症状が出たときに飲む薬
IC	医師からの説明

病状や症状など

感冒症状	風邪の症状
浮腫（ふしゅ）	むくみ
褥瘡（じょくそう）	床ずれ
水疱（すいほう）	水ぶくれ
咳嗽（がいそう）	咳

吃逆(きつぎゃく)	しゃっくり
振戦(しんせん)	ふるえ
嚥下(えんげ)	飲み込む
誤嚥(ごえん)	食べ物などが間違って気管に入る
浸潤(しんじゅん)	がんが周りに広がっていること
寛解(かんかい)	症状が落ち着いて安定した状態
既往歴(きおうれき)	これまでにかかった病気
重篤(じゅうとく)	病状が非常に悪いこと

4 「クッション言葉」でやわらかく

「クッション言葉」は本題を伝える前に相手を気遣ったり、遠慮したりする言い回しです。コミュニケーションをスムーズにするため、様々な場面で使用されています。

特に、**「お願い」「お断り」「反論」**などの言いにくいことを伝えるときは前置きにクッション言葉を使用することで、あとに続く言葉の主張をやわらげる効果もあります。

クッション言葉も種類が多いので状況に応じて使い分けられるとバッチリです。

クッション言葉の例
★依頼するとき

恐れ入りますが／申し訳ございませんが／お手数おかけいたしますが／お忙しいところ申し訳ございませんが／ご足労おかけいたしますが／ご面倒をおかけしますが

★断るとき

大変申し訳ございませんが／誠に申し上げにくいのですが／心苦しいのですが／あいにくですが／ご希望に添えず申し訳ございませんが

★質問するとき

おたずねしてもよろしいでしょうか／立ち入ったことをうかがいますが／失礼ですが／もしよろしければ／早速ではございますが／差し支えなければ

★語尾につけるクッション言葉

〜いただけないでしょうか？／〜願えませんでしょうか？／〜ご容赦ください／〜していただけると幸いです（助かります）

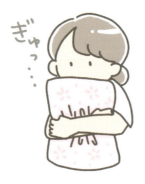

「質問力」を身につけよう

　これまで述べてきたとおり、人の価値観や感じ方（たとえば何に苦しみ、何を喜び、何に希望を見出すかなど）は一人ひとり違います。だからこそ、相手のことをじっくり時間をかけて知っていく必要があるのです。

　けれど、医療者がひとりの患者さんに使える時間は限られていて、しかも、残された時間が限られている患者さんも多いのが現状ですよね。そんな状況でも相手のことをよく知り、個別性に応じたケアをしていくためには、「質問力」を養っていく必要があると思っています。

　患者さんは気持ちを自分から表出できる方ばかりではありません。こちらから質問を投げかけないと気持ちを表出してくれない方もいますし、質問に答えることではじめてご自分の気持ちを自覚される方もいます。医療者間であれこれ考えたとしても、実は「答えは患者さんの中にある」ことが多いのです。

　その答えを、患者さんと一緒に引き出していくために、「質問力」を身につけていきましょう。

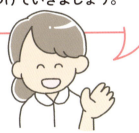

1 「質問力」を磨く4つのメリット

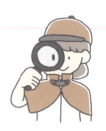

- 質問することで相手への関心を示すことができる
- 疑問や問題解決の糸口が見つかることもある
- 相手のことを深く知ることができる
- 効率よく人間関係を築くことができる

> 質問は相手との距離感も大切なので、相手や状況、目的に合わせて使い分けが必要！

2 「オープンクエスチョン」と「クローズドクエスチョン」

質問には大きく分けて**「オープンクエスチョン」**と**「クローズドクエスチョン」**の2種類があります。この2種類の質問をうまく使い分けながらコミュニケーションに役立てていきましょう。

❶ オープンクエスチョン

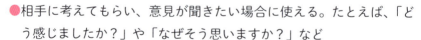

- 相手が自由に答えることができる質問
- 「はい」や「いいえ」では答えられない
- 相手に考えてもらい、意見が聞きたい場合に使える。たとえば、「どう感じましたか？」や「なぜそう思いますか？」など

留意点
- はじめは相手が答えやすい質問から始める必要がある
- 質問が漠然としすぎていると、相手は質問の意図がわからず、何を答えたらいいかわからなくなることがある

●相手が自由に返答するために、時間にゆとりがないときは不向き

> 時間を気にするような行動はやめよう。
> 返答を最後まで聞き、言葉をさえぎらないようにしよう。

❷ クローズドクエスチョン
● 「はい」「いいえ」、ABCなどの選択肢で答えられる質問
● 特別な話題に焦点を当てることができる
● 明確な回答を得たい場合に使える

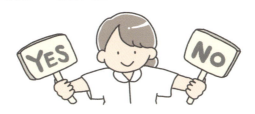

留意点
● 初対面の場合などは相手が答えられる質問から始めるといい
● 話が中断して続かなくなることがある
● 症状や状態などの詳細を知りたいときには不向き

❸ 「質問のレパートリー」を増やそう！

■「困っていること」をたずねる

「何か困っていることはないですか？」
「もう少しここがラクになればいいなあ、ということはないですか？」

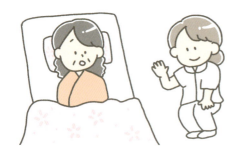

何か困ったことがあれば、いつでもおっしゃってくださいね！

■「希望」をたずねる

「これからどう過ごしたいか、ご希望はありますか？」
「ここをもう少し気をつけてほしい、こうしてほしいなどのご希望はありますか？」
「私は、○○さんのしたいことができるようにお手伝いしたいと思っているのですが、何かご希望や手伝えることはありますか？」
「いつでも聞きに来るので何かしたいことが思い浮かんだら気軽におっしゃってくださいね」
「もし今より体がラクになったら、どういうことをしたいですか？」

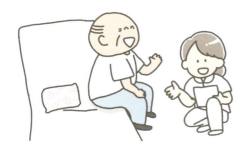

聞きづらいときは、「入院されているみなさんにお聞きしているのですが〜」と前置きして聞くこともあるよ。

■「休めているか」たずねる

「夜は休めましたか？」
「○○さん、つらそうに見えますが夜は休めていますか？」
「熟睡はできていないんですね、もう少し夜は眠れた方がいいですか？」
「昼間でも休めたり、ウトウトできる時間はありますか？」
「お休みになれない理由などありますか？」
「体は疲れていないですか？」

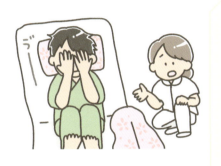

患者さんがつらそうな場合は、質問の形で提案してみよう。
「お薬を使って、夜休めるような調整が必要そうですか？」
「休めなかったり、ひとりで悩んでしんどいときなどありませんか？ お薬で調整をしたり、お話を聞きにうかがうのでいつでも呼んでくださいね」など

　こちらがした質問に、患者さんがすぐに答えられなさそうな場合は、「話すことを思いついたり、話せそうなときはいつでも教えてくださいね」などと伝えましょう。そうすることで患者さんはじっくり考える時間ができます。
　また、患者さんから希望や要望を伝えられたときに、他の作業などで手が離せない場合は、話ができる時間をあとで必ず確保することを次ページのようにしっかり伝えればわかってくれると思います。

「○○さん、申し訳ありませんが、今は少し手が離せない状況です。ただ、お話をうかがう時間を必ず確保しますので、少しお待ちいただけますか？　このあと、○○時ごろにおうかがいしますので、それまでお待ちいただけると助かります」

4 先輩に質問するときに気をつけたいこと

　働いていたらわからないことはたくさん出てくると思います。それを先輩などに質問することも多いかとは思いますが、なんでもすぐ聞けばいいわけではありません。
　先輩への質問のポイントをここで学んでいきましょう。

❶ 質問する前に自分で調べておく

　先輩も忙しいので、できるだけ自分で調べられることは調べておきましょう。また、ただ漠然と教えてもらった内容はすぐ忘れがちです。反対に、自ら調べて学んだことは記憶にも残りやすいので、**自分で色々調べた上で疑問に思ったこと**を先輩に質問してみましょう。新しい視点が得られるはずです。

「お忙しいところ失礼します。今、○○の件で少し悩んでおりまして、アドバイスをいただけないでしょうか？」

❷ 質問の内容をまとめておく

　疑問に感じるたび質問するのではなくて、まとめて後で質問しましょう。また、相手の都合も考慮し、忙しくなさそうなときに声をかけましょう。慌ただしい中で質問をすると、相手の答えを理解できないまま

聞いて終わりという事態になってしまうこともあります。

「お忙しいところすみません。お時間あるときに、〇〇について教えていただけないでしょうか？」

❸ 自分の考えも伝える

　自分なりに調べて考えたことを伝えましょう。そうすることで相手に「どこまで理解しているか」を把握してもらえます。また、考えをまとめる際に疑問点や答えが明確になって理解も深まります。

「〇〇について自分で調べて考えてみたのですが、これで合っているか不安で……。ご指導いただけませんか？　また、疑問点も出てきたので、教えていただけると助かります」

　ここに注意！
　疑問はそのままにせず、ノートにメモしていつでも調べられるようにしたり、質問できるようにしておこう。
　また、答えてもらったら忘れないようにメモしておきましょう。
　訪室中に疑問に思った場面があっても、患者さんのいない場所で質問しよう。
　いきなり質問するのではなく、「質問したいことがあるのですが、お時間よろしいですか？」と
声かけしましょうね。

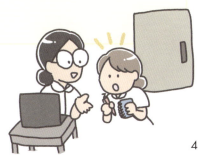

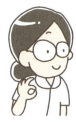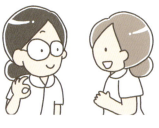

PART 2 処置・ケア

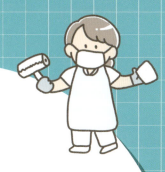

患者さんやご家族と
接するときの
気のきいた声かけ

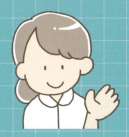

「あいさつ」の大切さと
マナーをおさらいしよう！

　PART 1でも書いたとおり、「あいさつ」はコミュニケーションのはじめの一歩です。相手とよりよい人間関係を築くためにとても重要な役割をもっているからこそ、きちんとあいさつをしてから患者さんとの関係をスタートさせましょう。あなたのあいさつが患者さんにとって安心できるものであれば、患者さんも心を開いてくれるようになるでしょう。言葉だけでなく表情や雰囲気なども大切なので、PART 1も参考にしてみてください！

1　よく使う「基本的なあいさつ」

■ 入室するとき

「○○さん、失礼します」

　必ずノックをして、声をかけてから入室しましょう。ノックと言葉をかけたらひと呼吸！

NG　「……」無言で入室する

　ノックしながら、言葉をかけながらドアを開けないようにしよう！

■ 自己紹介や勤務最初のあいさつ

「看護師の○○と申します。どうぞ、よろしくお願いいた

します」

役職がある場合は一緒に伝えましょう。

「○○です」

「おはようございます（こんにちは・こんばんは）。
本日○○さんの担当をさせていただく看護師の△△です。
1日よろしくお願いいたします」

相手のことは名前で呼びましょう！　何回も会っている患者さんでも勤務の始まりには必ず名乗り、きちんとあいさつします。

名乗らない
「今日も担当です。よろしくお願いします」

■ 退室するとき

「失礼します。○時ごろにまたおうかがいしますね」

あいさつと次に訪室するタイミングも伝えられると患者さんも心構えができていいでしょう。

「……」無言で退室
「では、また～」

2 ノックは？ 声かけは？ 「入室」マナー

[個室] ノックをしてから2、3秒待って、「失礼します」と声をかけます。患者さんからの返事を待ち、その後ドアを10cmほど開け、相手の準備が整っていそうであれば入室しましょう。

[大部屋] 入り口で「失礼します」と声をかけ、2、3秒後に入室します。その後は用事のある方のカーテンの前で「○○さん、入ってもよろしいでしょうか？」と声をかけ、返事を待ちましょう。

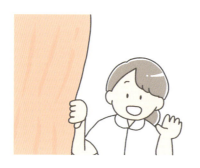

どんなに忙しくても、ドアやカーテンは静かに開け閉めしてね！

3 シーン別「好印象なあいさつ」

■ 名前をたずねるとき

「お名前をフルネームで教えていただけますか？」

名字だけ、名前だけを答える方もいるのでフルネームを教えてほしい旨を伝えます。この言葉かけの前に、なぜ氏名の確認をする必要があるのか、「これから点滴を始めようと思います。確認のために〜」など理由を伝えることができるとさらにいいと思います。

NG 「お名前は？」、（急に）「お名前を教えてください」

■ ナースコールへの応答

「はい、○○さん、どうされましたか？」
「はい、○○さん、うかがいますね」

　ナースコールを受けた際に、何も返事をせずに切ってしまうと、患者さんも不安になってしまいます。大部屋の場合は患者さんも他の方には聞かれたくないかもしれませんので、内容はたずねず、ただうかがう旨だけを伝え、すぐ訪室するなどの配慮も必要です。

無言で切る

　ただし、夜間は他の方の睡眠の邪魔になることもあるので、大部屋の場合は何もしゃべらず切ることもあります。

■ 勤務終了時のあいさつ

「○時で夜勤者（日勤者）と交代させていただきます。今日1日ありがとうございました」

（プライマリーの患者さんの場合はつけ加える）
「次は○日に（勤務形態）でうかがいます。また、よろしくお願いいたします」

　あいさつは始まりだけでなく、終わりもきちんとしましょう！　プライマリーの患者さんには次回の勤務も伝えておくと患者さんも「自分の担当は次いつ来るんだろう……」と心配せずに過ごせると思います。そして関係性も築きやすくなるのではないかと思います。

あいさつをせずに勤務終了する

患者さんと話が弾まない

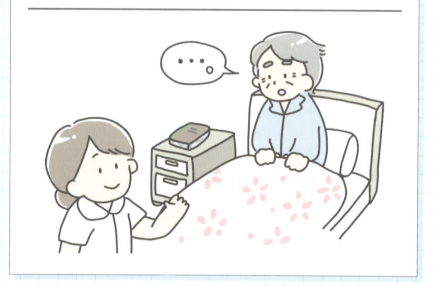

「今日はいい天気ですね」

　あいさつはしたけれど、そのあと患者さんと何を話していいかわからないという方も多いのではないでしょうか。話が思い浮かばないけど沈黙が気まずい……。これはそんなときに役立つ声かけだと思います。
　まずは**天気のことや時事ネタ**など、みんなが答えられるようなさりげない会話から、話を広げていきましょう。
　ただし、沈黙は決して悪いことではありません。28ページを参考にしてみてくださいね。

1 患者さんとの会話が広がる声かけフレーズ

■ 天気や時事ネタ

「今日はあたたかいですね」
「雨が降っていますが寒くないですか？」
「テレビで○○の中継をしていますね」
「この置きもの素敵ですね。○○がお好きなんですか？」

　天気や時事ネタの他にも、目に入ったものなど、比較的明るいネタを振って話を広げてみましょう。

■ 体調を聞いたり、処置の説明や予定などについて話す

「体調はいかがですか？」
「昨日は眠ることができましたか？」
「今日は○○の検査がありますね。心配事やわからないことはないですか？」
「そでをめくらせていただきますね」

　説明すべきことに質問を加えたりして積極的に沈黙を埋めてみましょう。患者さんの症状や気持ちに気づけたり、そこから話が広がったり、信頼関係が生まれることもあります。

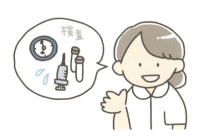

■ 自分のことについて

「私、最近○○が好きなんですが、△△さんは何かそういうものはありますか？」

　まずは自分のことを話して会話のきっかけをつかんだら、相手のこともたずねていろんな情報を得ましょう。

> 静かに過ごすことが好きな方もいます。相手の性格や症状を考慮して、相手のエネルギーレベルに合わせた会話をしていきましょう。

相手が答えにくい話題や落ち込むような暗い話をする（食事制限中なのにグルメの話をする、事件や事故の話をするなど）
話しかけにくいからと無言のまま作業をする

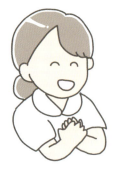
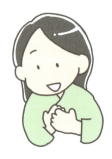

「環境整備」は患者さんが安心して過ごせるように

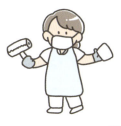

　病室を整え、患者さんが過ごしやすく安全な療養環境にするのも看護師の大事な仕事です。しかし、病室は患者さんにとって大事なものがたくさんあり、プライベートの空間でもあります。片づける際は1つひとつ確認しながら触れましょう。

1 おさえておきたい「環境整備」の基本

　環境整備に関するポイントを整理してみました。以下の点に注意して整えることが大切です。

①音：スタッフ同士の話し声や機器の音などにできるだけ配慮しましょう。昼間は50dB以下（静かな事務所の中くらい）、夜間は40dB以下（静かな図書館の中くらい）におさえましょう。

②明るさ：時間帯に応じてカーテンで光の具合を調整しましょう。日中はできるだけ自然光を取り入れ、患者さんが太陽光を浴びられるようにしましょう。

③気温：人によって心地よい温度は違います。看護師だけで判断せずに、患者さんに確認しましょう。大部屋では様々な患者さんがいらっしゃいますので、人によって羽織るものや寝具で調整しましょう。室温は17～28度、湿度は40％以上（病院全体でコントロールされていることも多い）。

④におい：病院では、食事や排泄物などのにおいがすることがあります。できるだけ患者さんが不快にならないように、においの原因になるものの対処、換気や消臭剤の使用などで周囲に配慮しましょう。

⑤広さ：1人当たり6.4㎡以上（畳約4枚分）と決められています。ベッドまわりの環境を調整し、特に大部屋では個々のスペースが確保されているか確認しましょう。

⑥清浄さ：定期的な換気や清掃を行い、患者さんが清浄・清潔を保てるようにしましょう。

部屋全体を見渡して考えよう

観察する場所	実施する環境整備
窓 カーテン	●換気をする（においの除去、シーツ交換の実施時など） ●明るさの調整（直射日光が当たらないようにする）
時計やカレンダー	●患者さんに日時がわかるように調整
ベッドの周囲	●ベッドの周囲に障害物がないか ●麻痺や障害に合わせた環境になっているか ●ベッドの位置や点滴棒、車椅子などの位置（健側に車椅子があるか、ベッド柵はあいているかなど） ●ベッド柵の位置は適しているか ●離床センサーなどの作動確認や位置
ベッドの上	●寝具は適しているか、汚染はないか ●点滴は問題ないか（漏れや閉塞、抜去など） ●酸素、ドレーン、ルート類は絡まっていないか ●自分で動けない方は体位の状態（苦痛そうでないか、手が下敷きになっていないかなど）
ナースコール	●ナースコールは押しやすい位置にあるか（健側に配置したり、手元に置いたりする）
床頭台、テレビ オーバーテーブル	●床頭台やオーバーテーブルは清潔か（よく触れる場所は清拭したりなど清潔にする） ●テレビの音量は適切か、好みのチャンネルか
物品	●ゴミ箱やリモコン、ティッシュなどの配置や残量 ●処置に必要な物品を置いている場合は残数など

2 「環境整備」で使える声かけフレーズ

■ 環境整備に入るとき

「机を拭いたり、ゴミを捨てさせていただいてもよろしいでしょうか？」

患者さんの了承を得る必要があるので事前にたずねましょう。

> **NG** 「ほら、片づけますよ〜」

■ 机の上のものを移動させるとき

「机を拭きたいので、上のものをいったん移動させてもよろしいでしょうか？」

患者さんのもちものに触るときは、必ず了承を得よう！　どれも患者さんにとっては大切なものと心得て、移動する際は注意してね！

> **おしい** 「机を拭くので上のものをどけさせてくださいね」

■ ゴミかもしれないものが机の上にあるとき

「ゴミ箱のゴミを捨てさせていただきますね。他に捨てるものはありますか？」

他の人からみたらゴミに見えるものでも、患者さんにとってはゴミではなく、とっておきたいものの可能性もあるので確認しましょう。

「それもゴミですか？　捨てますよ」

■ 窓を開けさせてもらいたいとき

「シーツ交換をさせていただきたいので、○分まで（交換の間だけ）窓を開けさせていただけませんか？」

　夏の暑いとき、冬の寒さの厳しいときなど、季節によっては窓を開けるのを不快に感じることもあります。時間を決めたりして開けさせてもらいましょう。

「ホコリが立つので窓を開けますね」

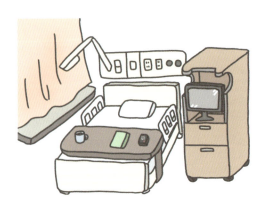

「清拭」は
体調に配慮しながら

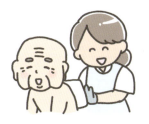

「清拭」とは、入浴ができない方などに対して、温かいタオルで拭いて清潔にするケアです。温かいタオルで拭くことで血行が促進され、リラックス効果も得られます。

また、皮膚の状態を観察し、トラブルなどの早期発見もすることができます。しかし、<u>観察や拭くことに集中しすぎて声かけが疎かにならないように</u>しましょうね。

1 「清拭前」にここをチェック！

- ☑ **患者さんの体調**……清拭は体力を消耗するので、清拭ができる体調かアセスメントしましょう。
- ☑ **部屋の温度の調整**……室温が低いまま肌を露出するとすぐ体が冷えてしまいます！ 室温を調整して寒くないか確認しましょう。
  室温の目安：22～24℃程度
- ☑ **清拭の手順や注意点**……必要以上に時間がかからないようにスムーズに行いましょう。また、患者さんの治療や症状などで注意点がないか事前に情報収集しましょう。

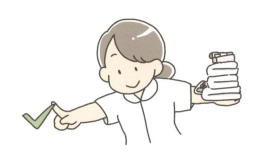

2 「清拭」で気をつけたいこと

①不必要な肌の露出は避ける
拭く場所以外はバスタオルで覆いましょう。体温低下を防ぐためだけでなく、羞恥心やプライバシーにも配慮しましょう。

②体調の確認を行う
急激な体調の変化も考えられるので注意！ 症状をたずねるなどの声かけをこまめに行い、調子を確認しましょう。

③皮膚状態に注意を払う
患者さんの皮膚は傷つきやすく脆い場合があります。強く拭いて傷つけないように注意しながら、やさしく拭くこともとても大切です。

④食事の前後は避けよう
食後は消化吸収のために血液が胃腸に集中します。疲労感を感じやすくなりますので、負担にならないように食事前後1時間は避けるようにしましょう。

3 「清拭」で使える声かけフレーズ

■ 清拭を提案するとき

「今日、体拭きを予定しているのですが、いかがでしょうか？」

看護計画に入っているからと、「今日、絶対にする！」などと決めつけずに、患者さんの気分もたずねてみましょう。

「今日は体拭きの予定が入っているのでしましょう」

■ タオルを当てるとき

「タオルを当てますね、熱くないですか？」

事前に自分でタオルの温度を確認しても、患者さんにとっては適温ではないこともあるので反応を見てから清拭しましょう。

「どうですか？」といきなりタオルを当てる

■ 拭いている最中

「拭き方は強くないですか？」
「拭き足りないところはありますか？」
「○○を拭いてもいいですか？」

患者さんによって拭き方の好みなどもありますので、声かけしながら行いましょう。

「ここ、汚れているので強めに拭きますね」

「次は右足（拭く場所）を拭かせていただくので、触りますね」

触れる場所を先に伝えながら行いましょう。

いきなり触れて拭く

■ 着替えるとき

「右袖（左袖や裾や頭など）から通していくので、右腕（袖や裾を通す部位）に触れますね」

着替える際もこれから行うことや、触れる場所を伝えながら行いましょう。

 いきなり触れて着替えを行う

■ 清拭を終了するとき

「ありがとうございました。お疲れさまです。
体のどこかつらかったり、寒かったりしませんか？」

清拭が終わったらあいさつをして、症状の変化をたずねましょう。また、清拭後の部屋の温度などに配慮しましょう。

 何も言わない
「気持ちよかったでしょ？」

CASE

患者さんに入浴を断られた

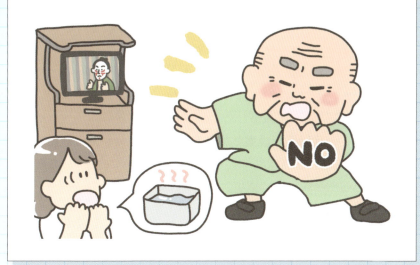

「入浴したくない理由があれば、
教えてください」

患者さんに入浴を断られるとどうしていいかわからなくなってしまいますよね。それぞれの患者さんによって「入浴したくない理由」は様々ですので、**まずはその理由を聞いてみましょう。**

■ 患者さんの反応

「今日は気分じゃない」	精神的な理由の場合	→ A
「体がしんどいから」	身体的な症状が理由の場合	→ B
「いや、したくないって言ってるだろ」	とにかく拒否の場合	→ C

A 精神的な理由の場合

「今日はあまり入浴したい気分ではないのですね。では、入浴の予定を変更しましょうか？」
「体拭きやシャワーにも変更できますが、どうされますか？」
「気持ち的に何かつらいことなどありますか？」

その日の気分によって入浴したくないことは誰しもあります。その気持ちを尊重し、**代替案を提案**してみましょう。気分が乗らないだけでなく、精神的な悩みを抱えている場合もありますので、**もう少し踏み込んだ質問**をしてみることも大切です。

B 身体的な症状が理由の場合

「教えてくれてありがとうございます」
「体がしんどい中での入浴はつらいですね。他に困っている症状はありますか？」
「困っている症状を先生に相談してもいいですか？」
「○○さんが安心して入浴できるように、みんなで一緒に考えさせてください」

症状を詳しくたずねて、対処できるように動きましょう。上記の A 同様に、代替案を提案することも大切です。

症状がある間は、患者さんが苦痛なく安心して清潔ケアができるような工夫を考えていきましょう。必要であれば、**チームで情報を共有したり、カンファレンスで対策を話し合っていきましょう**。

C とにかく拒否の場合

「おうちではお風呂はどのような頻度で入られていたのですか？」
「何か入浴するにあたって不安なことがありますか？」
「入浴できそうな時間帯はありますか？」
「お手伝いしたら入浴できそうですか？」

　AやBといった理由があるのかもしれませんし、他に何か話したくないことがあるのかもしれません。別の話題で気持ちを探ってみたり、おうちでの過ごし方をたずねてみるのもいいかもしれません。
　数日間入っていない場合は、入浴や他のケアを促すような言葉かけも必要でしょう。実際にいつだったら、どのような状態だったら入りたいか聞いてみるのもいいかもしれません。

NG
「今日は入浴する予定が入っているので、入ってもらわないと困ります」
「数日入っていないと汚いですよ」
理由を聞かずに数日ずっと清潔ケアをしない

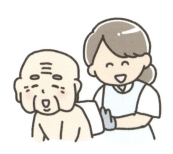

「検査・治療」は
患者さんの不安に寄り添って

　看護師は患者さんに必要な検査や治療を安心・安全に受けてもらえるように環境を整えたり、身体的・精神的な侵襲（身体への負担やリスク）を最小限にする声かけや介助を行ったりする必要があります。
　ここでは、胃カメラなどの侵襲を伴う検査や治療を想定した声かけの例をあげていきます。検査や治療による症状や合併症の観察に注意しすぎて声かけが疎かにならないように気をつけましょうね。

1　検査や治療名はわかりやすく言い換えよう

　医療用語をそのまま伝えるのではなく、患者さんがイメージしやすいように馴染みのある言葉で伝えましょう。

［例1］上部消化管内視鏡検査

「口や鼻からカメラを入れて、
胃から十二指腸までの状態を調べる検査です」

［例2］下部消化管内視鏡検査

「肛門からカメラを入れて、腸の状態を調べる検査です」

　患者さんが理解できるように目的を伝えましょう（なぜ行うのか、行うことでどうなるのか、など）。
　処置内容も患者さんがイメージできるようにパンフレットなどを使用

して具体的に話をしましょう。

2 「検査・治療前」で使える声かけフレーズ

■ 絶飲食を伝える

「検査（治療）日前日の○月○日△時以降から、食べたり飲んだりすることはできません。アメやガムも禁止です」

誤解が生じないように正確に伝えましょう。

NG 「検査の日は絶飲食です」

■ アレルギー歴・内服薬・迷走神経反射の既往の確認

「お薬や食べ物でアレルギーが出たことはありますか？」
「今、服用しているお薬、または漢方やサプリはありますか？」
「採血で気分が悪くなったことはありますか？」
「今日の体調はいかがですか？」

　事前に必要な情報をたずねて、問題なく検査や治療が行えるか確認しましょう。

NG 確認しない

■ 不安に寄り添う

「何か不安なことや、わからないことはないですか？」
「不安ですよね」

　自分の気持ちに寄り添った言葉をかけてもらえると、患者さんも安心できます。

> **NG**　「何とかなりますよ」

③ 「検査・治療中」で使える声かけフレーズ

　症状や合併症の出現などに注意することも大切ですが、患者さんの苦痛に寄り添えるように、タッチングや安心できるような声かけを行いましょう。

「つらいですね」「しんどいですね」「上手にできていますよ」

　患者さんのがんばりをほめながら、つらい思いに寄り添いましょう。

> **NG**　「がんばれ」、無言

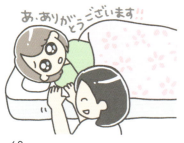

［効果的なタッチング］
　背中をさする・手を握るなど
　私も侵襲的な治療や検査を受けた際に看護師さんにタッチングしてもらい、不安や痛みが癒やされた経験があります。人の温もりって本当にすごい力です！

4 「検査・治療後」で使える声かけフレーズ

「お疲れさまでした。無事に終わりましたよ。よくがんばられましたね」
「体調はいかがですか？」

いたわりの言葉をかけて、体調などの変化がないか確認したり、観察しましょう。

NG
「終わりです」
何も言わない

「眠くなるお薬を使用しているので、ベッドで○分ほど横になって休憩していてくださいね」
「ふらついて転んでしまう危険性がありますので、トイレなどに行きたくなったら、ナースコールで教えてください」

検査や治療後の注意点などをきちんと説明してからその場を離れましょう。ナースコールの説明をし、押しやすいようにスイッチを手元に置く配慮も忘れないようにしましょう。

NG
何も説明しない
「動くときはナースコールしてください」

CASE

採血を失敗してしまった

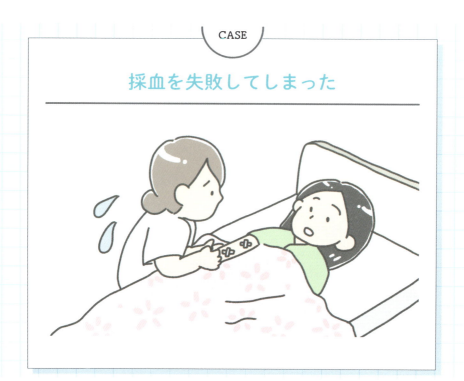

「痛い思いをさせてしまい申し訳ありません。
他の者に交代させてください」

　採血や点滴のルート確保などは、**2回失敗したら交代するつもり**でいましょう。しかし、1回行って、2回目も成功が難しいと感じた場合は無理せず交代を申し出ましょう（病院やケースによって違うのであくまで目安だと思ってください）。患者さんに痛い思いをさせてしまったことを謝罪し、他のスタッフに交代する旨をお伝えします。

■ 患者さんの反応

「お願いします」「わかりました」　　納得された場合　➡

「気にしなくていいよ、刺しちゃって」
　　　　　　　　　　　　　　続けていいと言われた場合　➡

A 納得された場合

患者さんにひと声かけて退室し、先輩や他のスタッフに交代をお願いしましょう。

「本当に申し訳ありません。
他のスタッフがうかがうまでしばらくお待ちください」

■ 先輩や他のスタッフへ交代を頼む場合

「お忙しいところ申し訳ありません。××号室の〇〇さんの採血が取れなくて。代わりに採血をお願いできませんか?」

他のスタッフの仕事を中断させることに配慮した声かけから入りましょう。

頼まれた人もすぐに対応できないかもしれませんが、急ぎの採血の検査の場合もあります。何の目的かなども一緒に伝えることで状況がスムーズに伝わるはずです。

■ 引き受けてくれたスタッフへの声かけ

「ありがとうございます」
「採血していただいている間に何かできることはありますか?」

交代を引き受けてくれたスタッフには感謝の言葉を伝え、そのスタッフの業務を代わりに引き継いだり、手伝う必要があるか確認できるとバッチリだと思います!

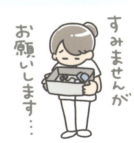

また、患者さんの対応で注意すること（禁忌部位の有無など）を申し送ることを忘れず、処置に必要な物品などは揃えてお願いします。

B 続けていいと言われた場合

　患者さんが「続けていいよ」と言ってくれたとしても、2回失敗したら、もしくは部署内でのルールなどに従って交代をしましょう。「続けていいよ」と言ってくれた気持ちに感謝を伝えつつ、相手を気遣う声かけもできるといいですね。

「お気持ちはありがたいのですが、もう2回刺しています。これ以上痛い思いをさせてしまうのは申し訳ないので交代させてください」

「血管細いですね、よく失敗されませんか？」
「私と○○さんの血管どうも相性が悪いみたいです」

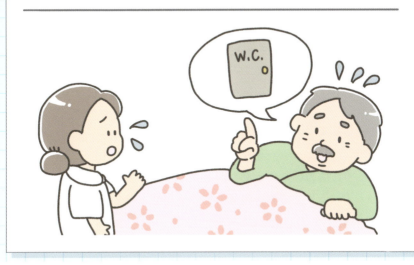

CASE
ベッド上安静の患者さんにトイレに行きたいと言われた

「今は〇〇の理由でベッドの上で安静にしていただきたいのです。申し訳ありませんがベッド上での排泄をお願いいたします」

　鎮静剤などを使用していると、治療や検査後の「ベッド上安静」の説明を受けたことを忘れていたり、「ベッド上安静」の意味をきちんと理解していない可能性もあります（ベッド上なら好きに動いてもいいと思っている方もいる）。
　あらためて、「①〇〇の理由で、②△△のリスクがあるため、③□□の体勢で安静にしなければならない」と説明することが大切です。

■ 患者さんの反応

「そうだったの？　わかりました」
　　　　　　　　　　　　　了承してくれた場合　→ A

「トイレに行かないと出ないんだよ」
　　　　　　「それでも行きたい」と言われた場合　→ B

「いいから行かせてくれ！」
　　　　　　　　拒否。今にも動き出しそうな場合　→ C

A 了承してくれた場合

「ご協力いただきありがとうございます」
「ベッド上での排泄はおむつや尿瓶、差し込み便器などで対応させてください」

　処置に協力いただけることへの感謝を伝え、おむつや尿瓶、差し込み便器など、現状可能な対応をお伝えして、排泄環境を整えましょう。

Aの対応後にBのように訴える方もいるよ。

B 「それでも行きたい」と言われた場合

「嫌ですよね」「慣れないですよね」
「私たちは準備をしたらここから離れますね」
「周りにわからないように配慮させていただきますので」

　ベッド上安静の指示は理解しているけれど、「それでもトイレに行きたい」という方には、まずはその気持ちに寄り添うような声かけを行いましょう。その上で、できるだけプライバシーに配慮して環境を調整す

る旨を説明しましょう。

「○○が取れたら動けるようになります」
「○時間後には歩けるようになります」

さらに、この状態がいつまで続くのか目安を伝えるなどして不安の軽減に努めましょう。

 C 拒否。今にも動き出しそうな場合

（スタッフに）「ベッド上安静の○○さんが動かれそうです！　応援お願いします！」

患者さんと自分自身の安全を守るために、ひとりで対応せずにナースコールで応援を呼びましょう。リーダーや担当医に相談をし、追加の指示をあおぐ必要もあるかもしれません。検査前の患者さんの状況などしっかり観察してアセスメントしましょう。

「ベッド上安静なのでそれはできません」
「ここでしてください」
「何度言ったらわかるんですか」
「前も言いましたよね」

「バイタルサイン測定」は慣れに注意！　丁寧に説明を

「これから体温、血圧、脈拍を測らせてください」

「バイタルサイン」は医療用語です。患者さんを不安にさせないようにどんなことをするのか具体的に説明しましょう！

「これからバイタルサインを測定しますね」
「いろいろ測っていきますね」

　看護師が患者さんのバイタルサインを測定させてもらう機会はとても多いですよね。それだけ患者さんに接する機会があるということでもあります。慣れてくると「なあなあ」なコミュニケーションにならないように気をつける必要があります。1つひとつきちんと了承を得てから測るようにしましょう。そして測定中も無言にならず積極的にコミュニケーションをとって会話を広げていきましょうね。

1　「体温測定」で使える声かけフレーズ

■ 体温計を渡すとき

「体温計を腋に挟んでいただけますか？」

　体温計も色々な種類があるので患者さんがわかりやすいように使い方も具体的に伝えましょう。

（体温計を手渡しながら）「これ、お願いします」

■ 体温の計測が終了したとき

「今、体温が測れましたので、拝見させてください」

体温計の計測終了の音が聞き取りづらい人もいます。終了したことを伝えて回収しましょう。

何も言わずに抜き取る、「鳴ってますよ」

2 「脈拍・血圧測定」で使える声かけフレーズ

「これから脈拍（血圧）を測らせていただくので、右腕（左腕）を出していただいてもよろしいですか？」

急に腕に触れ測定しだすと、患者さんは驚いたり不快に思うかもしれません。ちゃんと説明しましょう。

何も言わずに腕に触れて測定を開始する

■ 袖や服をめくるとき

「これから○○をさせていただくので、袖（お洋服）をめくらせていただきますね。失礼いたします」

言葉をかけながらではなく、きちんと言い終えて、患者さんの了承を得てからにしましょうね。

何も言わずに袖や服をめくる、言葉をかけながらめくる

■ 聴診器を当てるとき

「○○の音を聴かせていただきますね。ちょっとヒヤッとするかもしれません」

聴診器は温めてから当てましょう。温めてもまだ冷たいこともあるので驚かせないように声をかけましょう。

何も言わずに聴診器を当てる

■ 測定が終了したとき

「○○さんのご協力のおかげで測定できました。お疲れさまです。ありがとうございました」

患者さんの協力に感謝を伝えましょう。

「終わりです」

「与薬」はどんなときも「与薬の6R」を確認！

「与薬」の経路といえば、口腔、静脈、筋肉、皮膚、眼、肛門……様々な方法がありますよね。与薬のときは安全のための確認など、患者さんとのコミュニケーションが必須です。さらに、患者さんに安心してもらうために「目的や方法など」をしっかり伝える必要があります。

安心・安全な与薬をするためにコミュニケーションは怠らず、患者さんに配慮した声かけを行っていきましょう。

1 「与薬の6R」とは？

Right Patient	正しい患者	患者氏名、生年月日、性別、診療科、アレルギーの有無など
Right Drug	正しい薬	薬剤名（商品名、一般名）、薬品の性状、使用期限など
Right Purpose	正しい目的	治療などの使用目的の確認
Right Dose	正しい用量	薬剤の単位、用量、濃度など
Right Route	正しい用法（経路）	指示された投与経路
Right Time	正しい時間	処方日、与薬時間、注射速度など

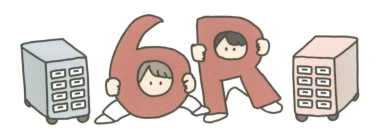

「与薬の6R」は医療者が誤投与を防ぐためだけでなく、患者さんに安心して薬剤を使用してもらうためにも必要だと思います。

なかには「(注射するなんて/薬を飲むなんて) 聞いてないよ!」と言う方もいるかもしれません。そういう患者さんには「与薬の6R」を使ったコミュニケーションが効果的です。

2 服用時間を守るためにきちんと伝えよう

服用時間	説明
起床時	朝起きたとき
食前	食事をする30〜60分前
食後	食事を終えた30分後
食間	食事と食事の間のことで、食後約2時間後
就寝前	寝る30分〜1時間前
頓用	必要時・症状が出たとき

〜に服用してください!

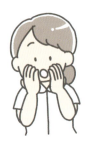

3 「投与経路」をわかりやすく伝えよう

内服		「お口からお薬を飲んでいただきます」
座薬		「肛門からお薬を入れさせていただきます」
静脈注射		「血管に針を入れてお薬を流していきます」 「針を入れるときに少し痛みがあります」
皮下・筋肉注射		「皮膚の下/筋肉にお薬を入れていきます。針を刺すときと薬を入れるときに痛みがあります」

4 患者さんからよくある与薬についての質問

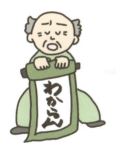

「これ何の薬？」
「どういう作用があるの？」
「副作用ある？」
「効果が出るまでどのくらい？」
「次はいつ点滴するの？」

　薬についての説明が不足すると、「よくわからないモノが自分の中に入ってくる」と患者さんが恐怖を感じてしまうことがあります。何のための薬か、どんな作用や副作用があるのか、わからずに薬を使用することは誰だって不安に決まっていますよね。

こういった不安を解消するために、看護師はどんな質問にもちゃんと答えられるようにしましょう。

　そして、前述の「与薬の6R」を把握しながら与薬しましょう。場合によっては薬剤師さんからの服薬指導を受けられるように調整する必要があるかもしれません。

5　「与薬時」に使える声かけフレーズ

■ 投与を拒否されたとき

「医師からは薬についてどのように聞かれていますか？」

　患者さんが医師からの説明をどのように理解しているかたずねてみよう。

NG
「先生が説明していますよね」
「先生の指示なので投与します」

■ 点滴を更新するとき

「この点滴は、だいたい○時間ほどで終わりますからね」
「ちゃんと投与されているかどうか適宜見に来させてください」

　何時に終わるのか、また様子を見に来ることを伝えておくと患者さんも安心です。

「じゃあ、また点滴します」

■ 滴下を見に来たとき

「ちゃんと点滴入っていっていますからね」
「少し速度を調整させてくださいね」
「少し落ちが悪いので針が入っているところを見させてください」
「痛みや違和感はありませんか？」

滴下の様子や現状を伝えると、患者さんも安心できます。

何も言わない
「落ちてないな」とつぶやいたり、ため息をつくなど

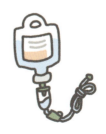

CASE

内服薬を拒否された

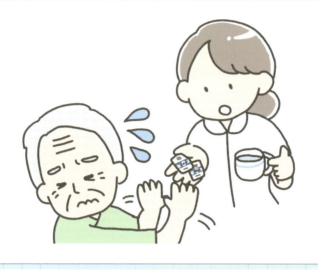

「よろしければ、飲みたくない理由を教えていただけませんか？」

「苦くて飲みにくい」「錠剤が大きくて飲み込みにくい」「粉薬は飲みにくい」「薬の作用がわからない」「説明を聞いていない」など、色々理由が考えられます。
　患者さんの飲みたくないという気持ちに寄り添いながら、理由をたずねてみましょう。

■ 患者さんの反応

「**実は……**」	飲めない理由を話してくれる場合	→ A
「**……**」	飲めない理由を話してくれない場合	→ B

A 飲めない理由を話してくれる場合

　患者さんの「薬を飲みたくない理由」を傾聴し、対応策を考えましょう。治療のためとはいえ、毎日飲まなければならないとなると、飲みにくさや薬の作用がわからないことで、不安になったり、イヤになったりしますよね……。

　そんな患者さんの気持ちに寄り添いながら、必要であれば主治医や薬剤師さんに相談することも大切です。

> 「話してくださってありがとうございます。それは飲みづらかったですね」
> 「主治医や薬剤師さんに相談してみますね」

B 飲めない理由を話してくれない場合

　話をしてくれなかったとしても、Aのような理由を抱えているかもしれません。無理に飲んでもらおうとせず、患者さんの気持ちに寄り添いつつ、質問の方法を変えるのも手です。

　主治医や薬剤師さんへの相談も必要そうなら行いましょう。

> 「このお薬、飲みづらさがありますか？」

> 「飲まないと治りませんよ」
> 「飲んでくれないと困ります」

認知症やせん妄症状のある
患者さんとのコミュニケーション

　認知症やせん妄がある方は、理解力や判断力が低下しているため、コミュニケーションをスムーズにとることが困難な傾向があります。コミュニケーションの仕方も患者さんそれぞれで異なるので、対応に困ることも多いですよね。このようなケースでは、相手の気持ちに寄り添い、安心感を与えながら信頼関係を築いていくことがとても大切だと思っています。

　ここではまず、認知症やせん妄という病気を理解し、声かけだけでなく、コミュニケーションをとる上で注意してほしいこと全般をあげていきます。ぜひ、参考にしてください！

1 そもそも「認知症」とは？

　認知症とは、正常に発達した脳が、何らかの原因でダメージを受けることで、**記憶力や判断力といった認知機能が低下し、日常生活に支障をきたす状態のこと**を指します。

❶「認知症」の主な原因疾患と特徴
　認知症は様々な疾患が原因となって発症することを理解しておきましょう！

［表1］認知症の主な特徴と原因

	アルツハイマー型認知症 (AD)	レビー小体型認知症 (DLB)	前頭側頭型認知症 (FTD)	血管性認知症 (VD)
特徴的な症状	記憶障害・見当識障害・感情や意欲の障害、妄想や幻覚、失行、失認	生々しい幻覚、パーキンソン症状、睡眠中の異常行動	嗜好の変化、意欲低下、感情変化（易怒性）、脱抑制、常同行動、時刻表的生活	障害される部位によって異なる意欲・自発性の低下、歩行障害、運動麻痺
原因	アミロイドβが脳神経に蓄積して脳を萎縮させる	レビー小体が蓄積して脳を萎縮させる	脳神経に3リピートタウが蓄積して前頭部から側頭部に限局して萎縮させる	脳血管の梗塞や破綻による
画像変化	海馬、前頭葉、側頭葉の萎縮	後頭葉の血流低下	前頭葉と側頭葉の萎縮	障害部位による
経過	記憶障害からはじまり緩やかに進行	ときに急速に進行	緩やかに進行	脳卒中発作に伴い階段状に進行
性差	女性に多い	男性がやや多い	男性に多い	男性に多い

❷「認知症」の主な症状

周辺症状…不安・抑うつ、徘徊、幻覚・妄想、暴力・暴言、異食、睡眠障害、介護拒否、帰宅願望、作話、失禁・弄便、せん妄

中核症状…記憶障害、見当識障害、理解・判断力の障害、実行機能障害、失語・失認識・失行

2 そもそも「せん妄」とは？

「せん妄」とは急激に生じる **「意識障害」の一種**です。脳が機能不全を起こした状態で、軽い意識障害や注意障害を中心に様々な精神症状

が見られます。特に**認知機能障害が見られるため認知症と間違われる**ことも少なくありません。

❶「せん妄」の主な症状
- 注意の障害（注意の維持・転換の障害など）
- 意識障害（見当識障害など）
- 記憶認知障害（記憶欠損・視空間認知障害・幻覚・妄想など）
- 睡眠・覚醒リズム障害（日中の傾眠・夜間の不眠など）
- 精神運動障害（多動・興奮など）
- 感情障害（易怒性・焦燥・多幸など）

❷「せん妄」のタイプ
せん妄は、**精神活動の活動性変化に応じて**3つのタイプに分けられます。

過活動型	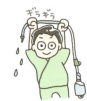	**不穏・徘徊・活動性の制御喪失・活動性の増加** ● イライラして落ち着かない ● 興奮して大きな声を出す ● 点滴やルート類自己抜去 ● ベッドからの転落・転倒など
低活動型	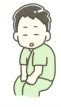	**活動性の低下・運動速度の低下・状況認識の低下・会話量・速度の低下・無気力・覚醒の低下** ● ぼんやりして声をかけても反応が乏しい ● 意欲や活動性が低下　● 注意力や思考の低下 ● わかりやすい状態でないと見逃されやすい
活動水準混合型	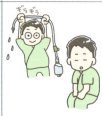	過活動型と低活動型が混ざったタイプで24時間の間でどちらも症状が現れる

③ 「認知症」と「せん妄」の違い

認知症	●意識はおおむね正常 ●徐々に症状が出る ●時間による変動は少ない ●ほぼ回復しない（持続性）
せん妄	●意識障害がある ●急激に症状が出る ●夕方〜夜間に悪化する ●回復する（一過性）

④ 「ユマニチュード」を意識して関わろう

　フランスで生まれた「ユマニチュード」は、認知機能が低下した高齢者や認知症の方に対して**「あなたは大切な存在です」ということを伝えるケア技法**です。ぜひこちらを認知症の患者さん、せん妄の患者さんとのコミュニケーションの参考にしてみてください。

4つの柱

第1の柱：見る

　正面から目の高さを合わせて、親しみを込めて見つめます。0.5秒以上は見つめるようにしましょう。

第2の柱：話す

　低めの落ち着いた声でゆっくりと前向きな言葉をかけます。声かけに対して返事がない場合でも、自分の行っているケア内容を実況中継して伝えましょう（オートフィードバック法）。

第3の柱：触れる

背中や肩などの鈍感な場所から触れます。やさしく触れることで自分を認識してもらい、安心を感じてもらいましょう。手のひら全体の広い面積で相手に合わせてゆっくり撫でるように触れましょう。

第4の柱：立つ

1日の生活の中で少しでも立つ時間をつくりましょう。立つことで、寝たままの状態より空間を立体的に認知しやすくなって「自分はここに存在している」と自覚してもらいやすくなります。

5 認知症患者さん対応時に使える声かけフレーズ

■ ものがなくなって、「あなたが盗った！」と訴えているとき

「それは困りましたね。私も一緒に探しますね」

まずは肯定も否定もせずに、患者さんの困っている気持ちに寄り添うことが重要です。お話を聞きつつ、一緒に探しましょう。

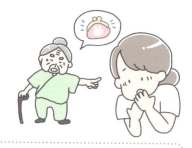

「私じゃないですよ」
「またなくしたんですか？」

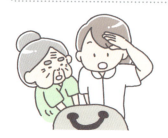

「隠した」と疑われないように患者さんと同じところを探そう。

■ ものが見つかった場合

「ありましたよ！　見つかってよかったです」

肯定的な言葉がけをしましょう。

> NG 「もうなくさないでくださいね」

■ 探しているものがもともと存在しない場合

「それは○○さんにとってどんなものですか？」
（探しながら他のものを指して）
「これも○○さんにとって大事なものですか？」

　一緒に探しながら、本人が探しているものがその人にとってどういったものなのか話を聞いてみましょう。そして、その話のなかで気になることを聞いてみたりして気をそらしてみましょう。

> NG 「それは最初からもってきていませんよ」

■ おむつを外して失禁をしてしまう患者さんへの対応

「濡れていて気持ち悪かったですね。
すぐに気づかずすみません」

　患者さんを問い詰めたりせず、やさしく言葉をかけ、対応しましょう。

「またおむつを外して失禁してる」
「どうしてこんなことするんですか？」

おむつを外すのにも原因があるはず！　原因を探りつつ、トイレ誘導などの対策も考えよう。

■ シーツ交換をするとき

「濡れていて気持ち悪いですね。大丈夫ですよ。シーツを交換させてくださいね」

　慌ててしまうと早口になりがちですが、あまり早口だと相手は責められている、否定されていると感じてしまうこともあります。意識して穏やかな口調で話しかけましょう。

「おむつでしないと、またシーツ交換することになりますよ」

CASE

「帰宅願望」を繰り返す患者さん

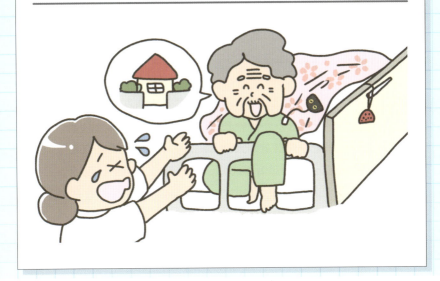

 「どうして、おうちに帰りたいんですか？」

　繰り返す「帰宅願望」は認知症の症状でよくみられる言動です。自分を受け入れてくれる「安心できる場所」に行きたいという思いから症状が現れることもありますので、「**安心できるような声かけ**」をしましょう。まずは患者さんの「帰りたい」という気持ちに寄り添って、その理由をたずねてみましょう。

■ 患者さんの反応

「〜が心配だから」「会社に行かなきゃ」など
　　　　　　　　　　　　理由を話してくれた場合 →

「とにかく帰りたい」
　　　　　　　「帰りたい」と繰り返すだけの場合 →

A 理由を話してくれた場合

「○○だから帰りたかったのですね」
「○○が心配なのですね」
「どなたと一緒に暮らされていたのですか？」
「どういうお仕事をされていたのですか？」

「帰りたい理由」を聞くと、患者さんが抱える悩みや、大事にしていること、生きがいなどをうかがい知ることができるかもしれません。話をしている間に患者さん自身の気持ちが落ち着く場合もあります。

特に入院したばかりの患者さんは、居心地の悪さや居場所がないように感じられ落ち着かないものです。入院時のあいさつなどで不安や心配ごとがないかたずねておくのもいいかもしれません。

B 「帰りたい」と繰り返すだけの場合

「少し散歩しましょうか」
「今、○○さんは△△のために病院にいます」

「帰りたい」と繰り返すだけで落ち着かなかったり、怒鳴ったりする患者さんにも否定的な対応をするのではなく、相手に寄り添った声かけをしましょう。

「今、どこで、何のために、何をしているか」を理解し、納得してもらえるようにしっかり伝えてみることも大事です。

また、本当は帰りたいのではなく、環境に適応していくための「代償行動」であったり、不快を表したいだけであったりもします。言葉だけをそのまま

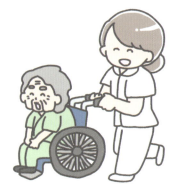

とらえず、**「帰りたい」が表す本当の意味**を探っていきましょう。話を変えてみたり、気分を落ち着かせるために散歩へ誘ったり、他者と関わることで落ち着くこともあると思います。

「お泊まり」というワードを使うと余計帰りたくなる場合がありますので注意しましょう。

「帰れませんよ」「会社はもう辞めたでしょ」「危ないからベッドで寝ていてください」と否定だけする
「あとで行きましょうね」と嘘をつく
「そういえば○○はどうですか」「それよりも△△しましょう」と話をそらしたり、ごまかしたりする
無視をする

高齢の患者さんに安心感を与える言葉遣いのポイント

　高齢の患者さんと接する際には、相手が馴染みのある言葉を使うことで、安心感や信頼感を築くことができます。患者さんとのコミュニケーションを円滑に進めるための参考にしてください。

❶ 高齢の患者さんに馴染みのある言葉

患者さんが口にしたときにすぐに理解できるように知っておきましょう。

高齢の方に馴染みのある言葉	現在の言葉
汽車	電車
国電	JR
ハイヤー	タクシー
アベック	恋人
逢い引き	人目をしのんでデートする
往生する	困り果てる
細君	妻
よそ行き	礼服・お洒落をして出かけるときの服
器量よし	美人
ハイカラ	お洒落

❷ 友達に話すような言葉になってない？

患者さんは友達ではないよ！　若者言葉になってないか注意しましょう。

状況	若者言葉	正しい言葉遣い
驚いたとき	やばー!! まじですか？	それは驚きますね
あいづちで	うん、うん	はい／そうなんですね
検査後などねぎらうとき	おつです	お疲れさまでした

患者さんのご家族との
コミュニケーション

「家族看護」という言葉を聞いたことはありますか？
「家族看護」とは、**患者さんだけでなく、そのご家族も看護の対象と
してみなし、彼らの抱える不安の軽減、健康維持のためのケアや援助
に努めること**です。

　もともと看護師は患者さんのご家族と深い関わりをもつ必要があるので、「第2の患者さん」と思って接しましょう。

　患者さんのご家族もそれぞれが悩み、大きな不安を抱えていることが多いものです。積極的にコミュニケーションをとり、気持ちを表出してもらえるような信頼関係を築いていきましょう。

1　ご家族と関わるその前に……

❶ まずは、「家族背景」を理解しよう

「アナムネシート」（既往症など入院患者に関する情報をまとめたもの）に患者さんを取り巻く家族背景が記載されているので、あらかじめチェックしておくといいと思います。そして、面会に来られた方がどなたなのかを把握して関わりましょう（わからなければ他のスタッフやご本人にたずね、記録に残します）。

　ご本人や面会に来られているご家族との会話の中で、まだアナムネシートに書かれていない家族背景などに気づいた場合は書き足して、**他のスタッフと情報を共有できるように**しましょう。

❷ 面会の日程や患者さんの状態を把握しよう

　面会の予約などを確認して、**面会時に患者さんのご家族とお話しで**

きるように業務を調整することも看護師の大切な仕事です。ご家族は患者さんが入院中どんな様子なのかも気にしていますので、具体的に伝えられるように患者さんの状態も把握しておきましょう。

❸ 患者さんの身の回りのケアにも配慮しよう

患者さんの整容（寝衣、髪型、髭剃り、爪切りなど）や周囲の環境（部屋の整頓）への配慮をすることでご家族は「大事にしてもらっている」と安心されます。そのことを意識しながら、日ごろから患者さんのケアに携わりましょう。

2 ご家族が体験する「不安な気持ち」を理解する

患者さんの病気やケガのこと、これからの生活のこと、経済的なことなど、ご家族は大きなストレスを抱えています。そのため、気持ちの落ち込みや不安など以下のような症状が出ることが多くあります。症状を理解してご家族にも寄り添えるよう、積極的にお声がけしていきましょう。

■ 患者さんのご家族が感じる気持ちの例
- 心配・不安が頭から離れない
- イライラして怒りっぽくなる
- 眠れない
- リラックスできない
- 集中できない
- 食欲がわかない
- 孤独を感じる
- 恐怖感におそわれる
- やる気が出ずだるい
- 自分を責めてしまう
- 生きるのが嫌になる

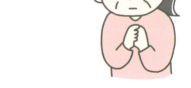

3 ご家族への基本的な声かけフレーズ

■ あいさつ

「こんにちは」
「暑い中（寒い中・雨の中）、お疲れさまです」

来ていただいたことへの感謝とねぎらいの気持ちを込めて、言葉をかけましょう。

NG 何も言わない

■ 患者さんのことを伝える

「今日はお熱もなかったので、体拭きをさせてもらいました」
「○○さん、△△のお話をされていましたよ」
「今日は食欲があったようで、お昼ごはん完食されていました」

ご家族は、患者さんの状況を気にされていますので、できるだけ具体的にお伝えできるようにしましょう。

NG 患者さんのことを何も話さない

■ お礼を言われたとき

「私もお力になれてうれしいです」
「お役に立つことができて光栄です」

あまり謙遜しすぎず、「役に立つことができてうれしい」と素直に伝えるといいと思います！

NG 「そんな！　何もできていませんよ」

■ 連日面会をされているご家族へ

「毎日お疲れさまです」
「○○さん（続柄）の体調は大丈夫ですか？」
「○○さんも無理しすぎないようにしてくださいね」

ご家族の体調を気遣う声かけを行いましょう。

NG 「毎日来なくてもいいですよ」
「無理しないでくださいね」

私は、無理してでも来たいご家族の気持ちを尊重するためにこの言い方は控えています。

■ 患者さんの小さいお子さんやお孫さんに対して
　（患児さんのきょうだいのことも）

「○○ちゃん/くん」

小さいお子さんもご家族であり、看護の対象です。しっかり名前で呼びましょう。

「○○さんのお孫さん（お子さん）」

■ ご家族が帰られるとき

「来ていただいてありがとうございます」
「お気をつけてお帰りください」

来ていただいたことに感謝を伝えましょう。

何も言わない

■ 私が患者さんにも、ご家族にもよく使う声かけ

「何か気になることや、心配事はないですか？」
「何かお手伝いできることはないですか？」
「いつでもナースコールして（おっしゃって）くださいね」

患者さんやそのご家族は悩まれていても、言い出せなかったり、誰に相談していいかわからないことが多いと思います。いつでもどんなことでも話してもらえるような関係性を築くために、私はこの言葉がけをしつこいくらいに使っています！

■ 小児への配慮も忘れずに！

私が小学生のころに祖父が亡くなりました。幼いながらも「何もで

きなかった」という思いが強く、これは大きくなるまで癒やされることがありませんでした。こんなケースもあるので、小さいお子さんもケアの対象として丁寧に関わりましょう。

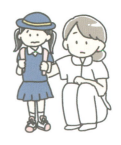

[表2] 発達段階に応じた「医療行為や状況」のとらえ方・接し方

3歳まで	●病気のことを理解するのは難しい ●ただし、お母さんやお父さんと離れ離れになることや、元気がないことなど、雰囲気は感じ取っている	（例） 「（点滴の場所を見せて）今、ちっくん（子どもによって言い方は変える）しているけど、痛くないよ。一緒に遊んでも大丈夫」 「今、手を動かせないから、これが終わったら一緒に遊んでいいよ」
7歳未満	●医療行為を「医療者から受ける罰」ととらえていることがある（例：何か悪いことをしたから注射など痛いことをされるのだ、と感じるなど）	
10歳くらいまで	●徐々に医療行為の理由を理解できるようになり、「悪いところがあるから手術をする・薬を飲む」などと説明できるようになる ●ただし、病気の原因を考えるような複雑な思考はできない（例：バイ菌が悪さをしているから病気になる、など）	（例） 「この点滴には、病気をやっつけるお薬が入っているよ。痛くないから安心してね」
10歳すぎ	●病気には様々な原因があることを理解した上で、医療行為の必要性や状況を理解できるようになる ●表現は未熟だが、生死に関する思考ができるようになる	（例） 「悪いものがあるから、先生が点滴をしてくれたの。この点滴は○分くらいで終わるよ。しているときも痛くないよ」

白石恵子：がんの親をもつ子どものサポート〈林ゑり子：緩和ケア　はじめの一歩〉, 照林社, 2018, p176.

CASE
患者さんのご家族が面会に来た

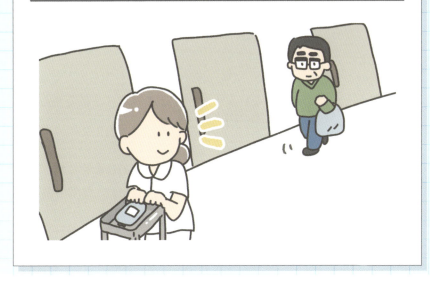

「こんにちは、お疲れさまです」

面会に来られた患者さんのご家族に気づいたら、まずはあいさつ。「お疲れさまです」とねぎらいのひと言を。

■ 担当患者さんのご家族の場合

「今日○○さんの担当看護師の△△です。今日の○○さんの様子は〜です」
「今日は〜という出来事がありました」

面会前後などで自己紹介をした後、最近の患者さんの様子をお伝えしてみましょう。

「(続柄:奥様、旦那様、お母様など)は体調崩されていませんか?」
「ご家族にとって○○さんはどんな印象の△△様(その人から見た続柄:奥様、旦那様、お母様など)ですか?」

　ご家族のことを知るために、ご家族自身のことをたずねてみたり、ご家族が来たときにしか聞けないような、ご家族から見た患者さんの印象をたずねてみたりして会話を広げることもあります。

「何か悩まれていることや不安なことはありませんか?」
「不安なことや聞きたいことなどあればいつでもおっしゃってくださいね」

　不安や困りごとを抱えていないかということもたずねてみましょう。現在、不安などがなかったとしても、いつでも教えてもらえるように声かけしましょう。

「今日○○さんにお会いになられて、なにか気になったことや感じたことはありますか?」

　面会後はご家族が患者さんの状況をどうとらえているかを確認することも大事だと思います。
　現状と一致していなかった場合には、どうやって現状とすり合わせて理解してもらえるか、考えていく必要があります。まずは率直に聞いてみましょう。

■ 他の人が担当のご家族の場合

「(担当スタッフへ) ○○さんのご家族が面会に来られていましたよ」

担当ではない患者さんのご家族の場合でも、あいさつは必ずします。担当医師や看護師から話があったり、ご家族も相談したいことや確認したいことがあるかもしれないので、来られたことを担当看護師に伝えましょう。

何も言わない、目を合わせないなど

現場ナースが困った
コミュニケーションは？

　私のインスタグラムで、看護師のみなさんに患者さんとのコミュニケーションで困った経験についてうかがったことがあります。

　クレームやセクハラ、病状が深刻な患者さんへの対応などで悩んでいる方が多い印象です。

　私自身も同じようなコミュニケーションの悩みを抱えることが多いため、多くの看護師が同じような問題に直面しているのだと感じました。

　患者さんとのコミュニケーションは、人それぞれ異なり、全く同じ経験をすることはありません。だからこそ、対応例を知っておくことで安心できると思います。

　ここからは、現場ナースのみなさんが「困った！」と思う具体的なケースとその対応例を一緒に見ていきましょう。

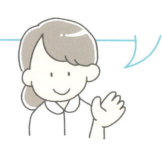

「クレーム対応」は慌てず落ち着いて

　患者さんがクレームを入れるのは、怒りや不満が「我慢の限界」を越えたためです。一方的に強く言われると理不尽に感じることもあるかもしれませんが、反論や否定、言い訳をすると、かえって患者さんの怒りを増幅させてしまうことがあります。

　まずは**患者さんの感情をしっかりと受け止めること**が大切です。また、ひとりで対応しようとせず、上司や先輩に相談することも重要です。

1 「クレーム対応」の基本ステップ

STEP 1	傾聴・謝罪	相手の話は最後まで聴きましょう。そして、不快な思いをさせたことに対して、まずは謝罪しましょう。
STEP 2	原因・事実確認、要望確認	「5W1H」(誰が、何を、いつ、どこで、なぜ、どのように)を押さえて、状況を把握しましょう。
STEP 3	代替案・解決策の提案	結論を急がず、慎重に検討した上で代替案や再発防止策を提示しましょう。
STEP 4	再度謝罪と感謝	改めて謝罪をし、最後に感謝の言葉で締めくくります。

> この手順を守ることで、相手に対して誠実な対応ができ、信頼を回復する助けとなりますよ。

2　クレームにつながりやすいこのポイントに注意

- 待ち時間が長い
- スタッフの対応が悪い
- コミュニケーション不足　など

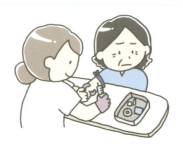

「察する力」で予測しながら動こう！

3　「クレーム対応」で使える声かけフレーズ

■ 謝罪する

「不快な思いをさせてしまい、申し訳ございません」

言い訳や反論はせず、不快な思いをさせてしまったことをすぐに謝罪しましょう

> **NG**
> 「ごめんなさい」
> 「そんなつもりなかったです」

「ご指摘いただくまで気づかず申し訳ございません」

患者さんの不快な気持ちに言われるまで気づけなかったことへ謝罪しましょう。

「気づきませんでした」

事実確認が取れるまで「クレーム内容自体」への謝罪は行わないようにしましょう。

■ 共感・同意する

「そうですね」
「おっしゃるとおりです」

聞いていることや共感が伝わるようにあいづちを打ちましょう。

ふてぶてしく「はい」と繰り返す
うなずくだけ

「不快になるのは当然のことです」

患者さんの怒りや不快な感情を受け止めて共感を示すことで、患者さんは理解されていると感じ、安心します。

「そんなことで怒っていたんですね」

■ 内容を確認する

「○○が△△したことで不快な思いをされたということで、間違いありませんか？」

患者さんの話を簡潔にまとめて言葉にして内容を確認しましょう。

NG　内容を確認しない

■ 後輩へのクレームを聞くとき

「看護師の〇〇です（役職などあればそれも伝える）。私がお話をおうかがいします」

責任者もしくは先輩として後輩へのクレームを受ける際は、自己紹介してから話を聞きましょう。

NG　「〇〇（後輩）が何かしましたか？」

■ 上司に相談する場合

「私の一存では対処しかねますので、上司を呼んで参ります。少々お待ちください」

自分の手に負えない場合は上司に確認しましょう。

NG　「先輩に聞いてきます」
　　「ちょっと待っていてください」

■ 対応策を提案する

「二度とこのようなことが起こらないように徹底いたします」
「今後十分に気をつけます」

同じことを繰り返さず、今後気をつけていくことを真摯な対応で伝えましょう。

NG
「もうしません」

■ 感謝する

「このたびはご指摘いただき、ありがとうございました」

最後にご指摘いただいたことに感謝を述べましょう。相手にイヤな気持ちが残りづらくなります。

NG
「言ってもらってよかったです」
何も言わずに立ち去る

「患者さんからのセクハラ」には はっきり「NO」と言おう

　看護師は患者さんとの距離が近くなるため、セクハラを受けることもあります。どこからがセクハラなのか線引きが難しいこともありますが、不快に感じることがあれば我慢せず、**はっきりと態度で示したり、上司に相談しましょう。**

1 「セクハラ」に該当するもの

- 不快な言葉を投げられる
- 不要なボディタッチをされる
- 局部に触れるよう要求する
- 性生活について問われる　など

2 セクハラを受けたときに使えるフレーズ

■ はっきりと態度に示す

「やめてください」
「不愉快です」

キッパリとやめてほしい旨を伝えよう。

 愛想笑いをしながらやんわり注意する

このような対応をすると、なかには「よろこんでいる」と勘違いする人もいますので注意しましょう。

「今の行為はセクハラです。とても不愉快です」

嫌悪や不快な気持ちをはっきり示すことが大事！　我慢しないで！

> **NG** 気づいていないふりをする

「不愉快なので、もう二度としないでください」

自分の感じた気持ちとやめてほしいことを明確に伝えましょう。

> **NG** 「もうやめてくださいよ〜」

■ はっきり態度で示しにくいとき

「何かご用ですか？」

はっきり伝えにくいときは、その場をさっと離れて距離をとり、後に上司に報告しましょう。

■ 上司に伝え対処してもらう

患者さんからの行為や言葉で「これってセクハラかも？」と感じたら、我慢せずに上司に相談しましょう。上司はハラスメント対応のマニュアルを把握していることが多いので、施設のルールに沿った対応をしてもらえます。

院外へのお使いを頼まれた

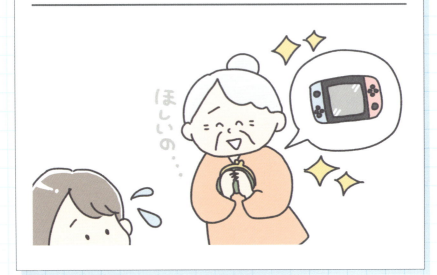

 「リーダー（または上司）に
確認させてください」

　院外へのお使いを頼まれたとき、どうすればいいか迷いますよね。規則でお手伝いできないこともありますし、主治医の許可が必要な場合もあります。自分で判断できない場合は、確認する時間をもらうのがいいでしょう。
　理由によっては、患者さんもリハビリの一環として一時外出が許可される場合や、院外への買いものができる場合もあります。入院中だからといってすぐに断らず、**まずは誰かに相談してみることが大切**です。

■ 患者さんになぜそのものが必要かたずねる

「どうして○○が必要なんですか？」

　確認の時間をもらうとともに、なぜ、それが今必要なのか患者さんに理由を聞いて理解を深めることが重要です。「それがないとどうしても困る」という状況も考えられます。患者さんの気持ちに寄り添うことが大切です。

■ 対応できない場合は他の人につなぐ

「ご家族（ソーシャルワーカーさんなど）に相談させていただきますね」

　病院によっては、看護師が院外でのお買いものを手伝えないことがあります。そのような場合は、ご家族やソーシャルワーカーさんに相談して、必要なものを手に入れるお手伝いをお願いしましょう。他の人の力を借りて、患者さんの欲しいものが手に入るようにサポートします。

■ 代替案の提案をする

「院内の売店に○○に似たものがありますが、どうでしょうか？」

　他の人にも頼めない場合は、院内で手に入るもので代用できないか考えてみるのもいいと思います。また、ネット通販で購入することも提案してみてください。どんな方法でも、患者さんが必要なものを手に入れられるように工夫しましょう。

理由を聞かずにルールだからと断る
「内緒ですよ」とこっそり買ってきてあげる

　なんとかしてあげたい気持ちはわかりますが、一度買ってきてあげると、「前は買ってきてくれたじゃないか」などと、一度だけで終わらなかったり、また、他の看護師に「あの人は買ってきてくれたのに……」と言ってトラブルになることもあります。そうならないように注意が必要です。

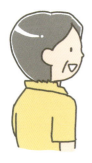
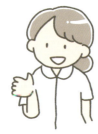

CASE

お礼に、とお菓子を渡された

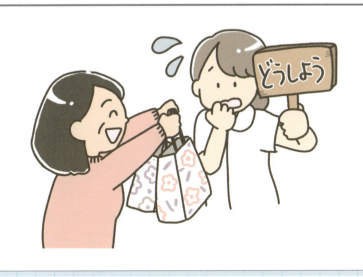

「お気遣いいただきありがとうございます。
お気持ちだけ受け取らせてください」

　スタッフを気遣って準備してくださった気持ちはありがたいですが、施設のルールで受け取れないのはとても心苦しいですね。感謝の気持ちを伝えた上で、規則で受け取れないことを率直にお伝えします。

■ 患者さんの反応

「家族が用意したものです。受け取っていただけなければ怒られます」
「家にあっても困りますから、置いていかせてください」
　　　　　　　　それでも渡そうとしてくれる場合 →

　　　　　　　　　　　　　　受け取る場合 →

それでも渡そうとしてくれる場合

「病院の決まりで受け取れないので、やはりお気持ちだけいただきます」
「上司に相談させてください」

「受け取ってしまったら私がクビになります！」という冗談まじりの返答もありかと……

NG「受け取れません」

　気遣って準備していただいたことに感謝しつつ、引き続き基本的には受け取らない姿勢で対応します。それでも断りきれないときは、上司に相談することが大切です。上司の判断で臨機応変に対応する病院も多いようです。

B 受け取る場合

「私たちスタッフにお気遣いいただきありがとうございます」
「次回からは受け取ることができませんのでご了承ください」

　お礼の品を受け取るかどうかは、施設によってルールが異なります。受け取ることになった場合は、必ず上司に報告しましょう。他のスタッフにもお礼を伝えてもらえるよう、誰からいただいたかを明記しておきます。また、**受け取る際に、「次回からはお気遣いなく」と伝えることも大切**です。

 NG 受け取ったのに上司に報告しない

CASE

患者さんが医師から バッドニュースを伝えられた

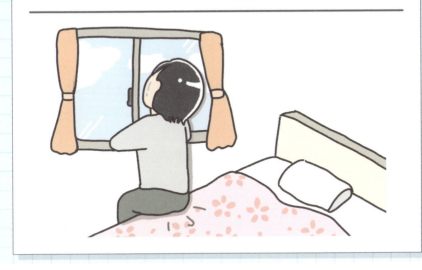

「お疲れさまでした。つらい話でしたよね。先生の話でわからなかったことないですか」

　患者さんを心配して「今、どんな気持ちか。大丈夫なのか」と確認したい気持ちはわかりますが、まずは**ねぎらいの言葉をかけて患者さんに寄り添うことが大切**です。そして、医師の説明の中でわからなかったことはなかったかなど、答えやすい質問をしてみましょう。

■ 患者さんの反応

「……」「何がわからないか、わからない」
　　　　　　　泣いていたり、混乱している場合 →

「大丈夫です」　受け入れているように見える場合 →

「ちょっと納得できていません」
　　　　　　　納得できていない場合 →

A 泣いていたり、混乱している場合

「○○だと思われてるんですね」
「○○だと思うくらい悩まれていたのですね」

　無理に励ます言葉をかけなくても大丈夫です。背中をさすったり、涙を拭くティッシュなどを手渡したり、相手が話してくれるのを待ちます。**沈黙を共有することで相手の感情に寄り添うことができます。**

　相手が話してくれている場合は、しっかり耳を傾けましょう。ここでは単純なオウム返しにならないように注意は必要ですが、患者さんの話したことを**「繰り返す」傾聴技法が有効**な場合が多くあります。

B 受け入れているように見える場合

「今後のことで気がかりなことはないですか？　あればぜひ教えてください」

　会話ができそうであれば、気がかりなことがないかたずねてみましょう。落ち着いているように見えても、上辺だけで判断しないようにしましょう。話を聞いてみると、まだ受け入れられていないことに気づけたり、そこまで思い悩まれているのかとはっとさせられることもあります。ですから、たとえ納得されている様子の患者さんでも、必ず気持ちをおうかがいする機会をつくって、考えや受け止め方を把握しておきましょう。

C 納得できていない場合

「どのようなことが納得できませんでしたか？」

「納得できない理由」を率直に患者さんにたずねましょう。患者さんの気持ちへの理解を深め、共感を示しながら、こちらから必要な情報を提供することも重要です。

場合によっては、医師からの説明の機会を再度調整する必要があります。1回で理解できないことはめずらしくありません。相手が納得できるように、説明を繰り返したり、言い回しを工夫したり、選択肢を提供したりすることが大切です。

共通して大事なこと！
■ **しっかり傾聴し、そのあとで支援する気持ちを伝えること**

「おつらいときに色々聞いてしまってすみません。お話ししてくださってありがとうございます」
「私は○○さんの考えを応援しますし、私にできることは精一杯お手伝いさせていただきます」
「○○さんにとって一番いい方向を一緒に考えていきましょうね」

傾聴を行い、できるだけ今の気持ちを言葉にしてもらいます。そして、スタッフみんなで支援していくことを伝え、信頼関係を築いていきましょう。**患者さんをひとりにしないことが大切です**。患者さんが納得して治療に励めるように、みんなで足並みを揃えていきましょう。

何も言わずに患者さんをひとりにしてその後の気持ちや反応を見ない
「大丈夫そうですね」「治療がんばれば大丈夫ですよ」などと安易な励ましをする
「先生が話していた治療をしたほうがいいと思いますよ」

患者さんに悪いニュースを伝えるとき

　患者さんにとって悪いニュースとは、予後の悪い疾患の告知、がんの再発、積極的治療の中止などです。悪いニュースをそのままストレートに伝えると、相手の痛みを増してしまうことがあります。悪いニュースを説明するのは医師であることが多いですが、看護師も悪いニュースを伝える際の手順や患者さんの気持ちを理解しておくことが重要です。

1 悪いニュースの伝え方「SPIKES」

Setting：面談の設定
悪いニュースは「対話」で
　プライバシーが守られる場所を設定し、同席者の有無を確認しましょう。また、十分な時間を確保することも大切です。目線を合わせて落ち着いて座って話せる環境をつくりましょう。

Perception：相手の認識を確認する
自分の置かれた状況（病状への認識）をどう理解しているか把握する
　「今、体調についてどう思われていますか？」など具体的に答えられるようにたずねましょう。

Invitation：相手に耳を傾けてもらう
知ることは「自由」
　病状を知ることを無理強いせず、相手の知りたい気持ちを確認しましょう。正確に知りたいと思っているかどうか、率直にたずねることも大切です。

Knowledge：事実を正しく伝える
わかりやすく本題を伝える

　専門用語は避け、わかりやすく明確に伝えましょう。患者さんの理解を確認しながら、「つらくなるようなことをお伝えしてしまうかもしれません」といったクッション言葉を使うと、患者さんも心の準備ができるかもしれません。

Empathy：相手に共感する
相手の気持ちを受け止める

　悪いニュースを伝えられた患者さんは強いショックを受けるはずです。そのため、相手が感情を表出できるように、傾聴や共感を心がけましょう。

Summary&Strategy：要約と戦略
前に進むために……

　話をまとめつつ、次のステップ（今後の治療方針や計画）をしっかりと確認しておきましょう。これからの安心を保障するために、今後の治療や療養について具体的に説明します。

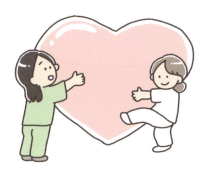

2 患者さんが望む4つの指針「SHARE」

患者さんの意向を調査し、それに基づいた指針が作成されています。

Supportive environment：支持的な環境
- プライバシーの保たれた落ち着いた環境を整える
- 礼儀正しく接する
- 患者さんやその家族と目や顔を見て話す

How to deliver the bad news：悪い知らせの伝え方
- 患者さんに誠実に接する
- わかりやすく、丁寧に伝える
- 患者さんの納得がいくように説明する
- 質問を促しその質問に十分応える
- 家族の同席をすすめる

Additional information：付加的な情報
- 今後の治療方針について話し合う
- 患者さん個人の日常生活への病気の影響について話し合う
- 患者さんが相談や関心ごとを話せる雰囲気をつくる
- 質問しやすい雰囲気をつくる

Reassurance & Emotional support：安心感と情緒的サポート
- 患者さんの気持ちを理解する
- 患者さんの気持ちを受け止める
- 患者さん同様、家族にも配慮する
- 患者さんの気持ちが和らぐような言葉をかける

CASE

医師からの病状説明終了後に患者さんから質問を受けた

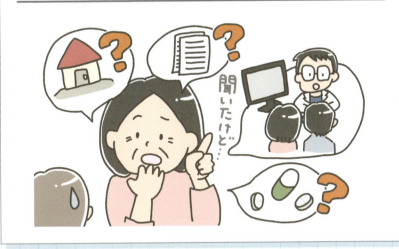

「○○が気になられたのですね。他にも何かわからなかったことはありましたか？」

　患者さんの不安や疑問が他にもないか、改めて確認をして、わからないことの洗い出しをしてみましょう。話の行き違いや聞きモレがあると困るので、しっかり聞いておきましょう。

■ 患者さんの反応

「特にないよ」　　　　　　　追加の質問はない場合　→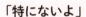

「あれもこれもわからないし、なんか全体的によく
わからなかった」　　　　　全体的にわかっていない場合　→

「看護師さん今教えてよ」
　　　　　　　　　　　看護師に返答を求められた場合　→

125

A 追加の質問はない場合

「では先生に○○について確認してみますね。お返事にお時間をいただくこともありますのでご了承ください」
「また気になることが出てきたり、質問がある場合はいつでも相談してくださいね」

　医師に確認する事項に相違がないか、復唱しましょう。また、すぐに医師からの答えが返ってこない場合があることをお伝えしておくと、患者さんもゆとりをもって待っていただけます。
　さらに、今はなくても、あとで追加の質問が出てきた場合は、いつでも伝えてほしい旨もひと言添えられると、患者さんがいつでも相談しやすい関係性を築けると思います。

B 全体的にわかっていない場合

「どんなお話だったか、教えていただいてもいいですか？」
「○○についてもう一度、先生から説明してもらいましょうか？」

　改めて医師から病状を説明してもらう必要があるかもしれません。次回の医師の説明時に、不明点をしっかり解決できるように、何がわからなかったのか、どこまで理解できているのかを把握しておきましょう。丁寧に話を聞くことが重要です。
　しかし、医師にもう一度説明してもらうのは申し訳ないと感じる方もいます。その場合は、患者さんが不安を抱えたままにならないように、Cも参照して適切な声かけをしましょう。

「医師に質問するのは決して恥ずかしいことではありません。とても大切なことです。安心して質問してください」

C 看護師に返答を求められた場合

「詳しい病状の説明は医師からでないとできないのです。すぐお答えできず申し訳ありません」

　病状などの説明は、看護師からは行えないことをお伝えし、すぐに返答できないことについて謝罪します。
「じゃあ、いいや」と遠慮したり、面倒だと思ってしまう患者さんもいらっしゃるかもしれません。そのような場合でも、患者さんが不安や疑問を抱えたままにならないように心がけましょう。患者さんの思いをしっかりと聞き、その気持ちを表現してもらいながら、一緒に解決方法を考えていくことが大切です。

「○○について気になったままだと不安ではないですか？」
「疑問や心配を抱えたまま過ごすのは、とてもおつらいと思います」
「よろしければ、私から先生に聞いてみてもいいですか？」

　また、患者さんが「自分で聞いてみる」とおっしゃることもあるかと思います。その場合でも、患者さんにすべてを任せるのではなく、サポートを続けることが重要です。たとえば、医師に「○○さんが△△についてちょっと気にされていたようですよ」と伝えたり、その内容を記録に残したりしましょう。

後日、患者さんに「医師にたずねることができましたか？」と確認することも大切だと思います！

 「自分で先生に聞けますか？」

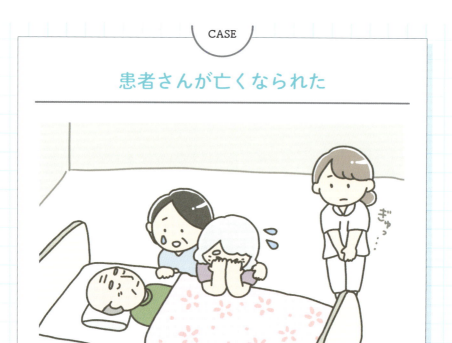

CASE

患者さんが亡くなられた

（ご家族へ）「心よりお悔やみ申し上げます」

　予期せぬ状態だった場合には、「突然のことで驚かれたとは思いますが……」をクッション言葉として使いましょう。

1　大切な人を亡くした日

　大切な方を亡くすという出来事は、ご家族の心に深く刻まれるものです。そのため、この日のケアは非常に重要です。特に急な看取りは、複雑性の悲嘆や後悔を引き起こすことがあるため、しっかりとしたケアが必要です。ご家族が後悔を感じることがないように、十分に配慮していきましょう。

看護師も悲しいとき、ご家族の前で泣くのはいいと思うけど、ご家族以上に泣かないようにしよう（家族の前で看護師が泣くことは、患者さんを大事にしていたことが伝わり癒やしにつながるケースもあるけど、看護師のほうが悲しんでいると家族が悲しみを表出しにくいよ）。

2 患者さんへの最期の声かけ

「○○さん、本当にありがとうございました」

　最期まで患者さんを尊重し、ねぎらいの声かけを行いながら対応しましょう。看護師が患者さんに声をかける姿は、ご家族にとっても患者さんを大事にしてもらってきたと感じられ、間接的にご家族へのケアにつながる場合もあります。

3 ご家族への声かけ

「安心されると思うのでお声をかけたり、触れてあげてください」
「きっと近くで聞いておられると思います。ぜひお声をかけてあげてください」
「○○さんも△△さん（ご家族など）がずっと付き添ってくださって、とても安心されていたと思います」
「○分後（○時○分ごろ）に、またおうかがいしますね」
「○○さん最期までがんばっていらっしゃいましたね」

患者さんが亡くなった後のご家族への言葉がけはとても難しいですよね。苦手意識をもつ方もいると思います。無理に励ますような言葉をかける必要はありません。安易な励ましは、悲嘆の強いご家族にとって空虚感を与えることもあります。

　患者さんと一緒にがんばってきたご家族は、覚悟していたとしてもすぐには受け入れられないでしょうし、色々な気持ちになるのは当然です。ご家族が感じる気持ちは、「悲しい」だけでなく、「怒り」「不信感」「罪悪感」など様々です。そのため、ご家族が感じるどんな思いにもいたわり、寄り添い、話をうなずきながら傾聴し、タッチングするなどのケアが、ご家族のグリーフケアにつながることが多いと思います。

　また、患者さんとのお別れの時間を必ず確保し、ゆっくりご家族でお別れできるように、次回の訪室予定時間なども伝えるようにしましょう。

> **NG**
> 「大変ですね」「看取れてよかったです」
> 何も言わない

■ こんなお話もしてみよう

「○○さんは、どんな方（例：お父様・旦那様）だったのですか？」
「○○さんは、入院中〜でした」

　ご家族から患者さんの人柄や思い出話を聞いてみましょう。また、看護師からも入院中のエピソードをお話ししてもいいと思います。

> **NG**
> いきなり「葬儀屋さんは決まっていますか」などと事務的なことを聞く

CASE

患者さんから「死にたい」と言われた

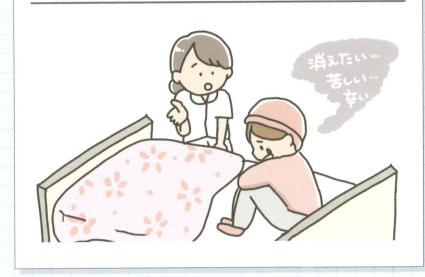

「死にたいくらいつらいお気持ちなのですね。もし差し支えなければ、どんなことがつらいのか教えていただけませんか？」

患者さんのつらい気持ちに寄り添いながら、どんなことがつらいのか、不安とともに思いを表出していただけるようにしたいですね。しかし、相手が話をできるタイミングをうかがうことも大切です。

■ 患者さんの反応

「こんな状態で生きていても仕方ない」
「早く死にたい」
　　理由を話してくれたり、死にたいと繰り返す場合 →

「今はひとりになりたいです」
　　　　　　今は話したくなさそうな場合 →

A 理由を話してくれたり、死にたいと繰り返す場合

「つらいですね」
「そういうふうに考えておられたのですね」
「それほどつらい思いをひとりで悩まれていたのですね」
「どうしてそう思われるのか、教えていただけませんか？」
「今お話しすることでしんどさが増してはいないですか？」

「なぜそう思うのか」とたずねることも大切ですが、患者さんが話をしたいタイミングを見極め、話をしてくれるのを待ちましょう。話をしてくれている間も話すのがつらくなっていないか、など相手を配慮する言葉がけも行いましょう。

　何か気が利いたことを言わなければ……と思うかもしれませんが、つらいときにそばにいてくれる存在、ただ黙って話を聞いてくれるあなたの存在は、患者さんにとってとても心強い味方となるはずです。

B 今は話したくなさそうな場合

「私でよければ、いつでもお話をうかがいますからね」
「私でよければ一緒に悩み、考えさせてくださいね」
「どんなことでも話したくなったときは、いつでもナースコールしてくださいね」
「私たちは○○さんのお力になりたいといつも思っていますからね」
「ひとりで不安なときはいつでもうかがうので、気軽にナースコールしてくださいね」

　すぐ話せないときや、話したくない気分のときもあるかもしれませ

ん。患者さんの気持ちを尊重しつつ、「どんなときも支えになりたいと思っている」という気持ちをきちんと伝え、退室しましょう。

■ 患者さんと一緒の方向を見よう

　余計なことを言ってしまうかもしれない、私の言葉で患者さんを傷つけてしまうかもしれない、私は聞くことしかできないから……と患者さんから遠ざかってしまいそうになることもあるかもしれません。

　しかし、患者さんにとっては聞いてもらい、寄り添ってもらえることが安心につながったり、つらさを乗り越えるきっかけや支えになることもあります。患者さんと一緒の方向を向きながら気持ちに寄り添っていきましょう。

「もう、なんでそんなこと言うんですか？」
「そんなこと言わないでください」

患者さんががんばって伝えた自分の気持ちかもしれないよ！
否定せずに寄り添って話を聞こう。

　希死念慮のある患者さんに対応するときは、「TALKの原則」で対応することが必要です。

Tell：誠実な態度で話しかける
Ask：自殺についてはっきりとたずねる
Listen：相手の訴えに傾聴する
Keep safe：安全を確保する

　少しでも危険を感じたならば、患者さんをひとりにしないなど、安全を確保しましょう。

CASE

ご家族が患者本人に病状を話したくない

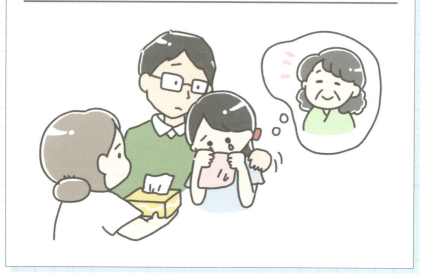

「知らせたくない理由があれば
教えてくださいませんか？」

「なぜ、患者さんに病状を知らせたくないのか」をご家族に率直にたずねてみましょう。

■ ご家族の反応

「もう歳だから」「言うのもかわいそうだと思って」
　　　　　　　　　　　　　ご家族の思いからの場合 →

「前から病気の悪い話は聞きたくないと
言っていたんですよ」
　　　　　　　過去の患者本人の発言が理由な場合 →

■ 患者さんの気持ちを尊重する

　患者さんの病気に対する理解度や気持ちは、ご本人やご家族に適宜おうかがいするようにしましょう。

　できるなら別々にお話を聞くことで、それぞれの思いをしっかりと受け止めることができます。

　また、患者さんが「自分の現状を知りたい」とおっしゃった場合、その発言を聞き逃さず、忘れずに記録に残すことが大切です。

　この項目では、患者さんは「知りたい」という方向で話を進めますが、中には「知りたくない」という患者さんもいらっしゃいます。どちらの場合でも、病気の告知に対する患者さんのお考えをたずねてみることが重要です。

　患者さんの希望や気持ちを事前に把握しておくことで、家族やスタッフ全員で共有でき、適切な対応をすることが可能になります。

A ご家族の思いからの場合

> 「ご家族はご本人のことを考えて、そう思われているのですね」
> 「ご自分のお体の現状について気にされている発言が聞かれています」
> 「ご本人は病気について〜とお話しされていました」

　ご家族の話される内容を傾聴しつつ、患者さんの想いを代弁して伝えてみます。双方の思いを尊重しながら、よりよい選択ができるよう調整していきましょう。

B 過去の患者本人の発言が理由な場合

（ご家族へ向けて）「そうしたことをお話しされていたのですね。他にもなにかおっしゃられていましたか？」
（患者さんに向けて）「○○さん、以前ご家族から病気については知りたくないとお話ししていたとお聞きしたのですが、今はどう思われているか改めてお聞きしてもいいでしょうか？」

　今と昔で気持ちが変わることは当たり前ですよね。そのとき話されていた患者さんの情報を家族からできるだけ聞き出してみましょう。今の気持ちも大切ですが、昔話されたことも患者さんの大事な気持ちです。家族にも患者さんの今の気持ちを伝えつつ、患者さんにも改めて話をして、ご本人の想いも確認してすり合わせていく必要があると思います。
　看護師から患者さんの病状への気持ちを話しにくいようであれば、医師にも共有・相談をして医師からたずねてもらうのもいいかもしれません。

> **NG**
> 「そうなんですね、わかりました」
> 理由をたずねず、家族の思いだけを尊重する

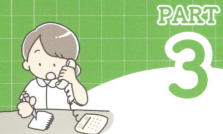

PART 3

報告・連絡・相談ほか

先輩&スタッフから
信頼される
スゴイ声かけ

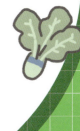
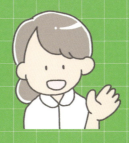

これだけは知っておきたい「報告・連絡・相談」の基本

「報告」「連絡」「相談」（ほう・れん・そう）の3つは、チームで仕事を進める上で欠かせない重要な行動です。日常的にこれらを実践することで、**スタッフ間のコミュニケーションが円滑になり、仕事もスムーズに進みます。**

逆に、これらを怠ると業務が滞ったり、スタッフ間でトラブルが発生するだけでなく、患者さんにも悪影響を及ぼす可能性があります。そうならないように、効果的な「ほう・れん・そう」を行うためのポイントを押さえていきましょう。

1 「誰」に「何」を伝えればいい？

[報告] 業務の進捗状況や結果、出来事（インシデントやクレームなど）を上司や先輩、医師などに伝えること
　例：先輩看護師や医師へ患者さんの状態を報告する。頼まれていた仕事の進捗状況を報告する。患者さんからのクレームを上司に報告する

[連絡] 業務に関する情報や、スケジュールを関連する人たちと共有すること
　例：業務連絡の通知や通達、手術の入室時間を伝えるなど

[相談] 問題が起きたときや、物事を判断する際に、上司や関係者の意見を求めたり話し合ったりすること

例：患者さんの状態が不安で上司に相談する。業務で困ったときは
上司や先輩に相談するなど

2 上手な「ほう・れん・そう」のタイミングとコツ

❶ 適切なタイミングで行う

　ミスやトラブルが起きたら、**できるだけ速やかに**先輩や責任者に報告しましょう。時間がかかる仕事については、依頼した人を心配させないために、途中の経過報告を行いましょう。

❷ まずは結論から伝える

「ほう・れん・そう」を受ける側（先輩、上司、医師など）も忙しいので、長々と話さないように、まずは**結論**から伝えましょう。原因や経緯はその後に伝えます。

❸ 事実と意見は分ける

　感情的にならず、「事実」と「意見」を分けてまず**事実を正確**に伝えましょう。アセスメントや意見は最後に添えるようにしましょう。自分の意見を事実のように伝えないよう注意します。

❹ 解決策も考えておく

　できるだけ**「解決策」もセット**で考えておきましょう。メンバーみんなで解決策を考える場合もありますが、自分で考えるクセをつけておき、提案できるように準備しておきましょう。

> 悪い報告をすると叱られるかもしれない、評価が下がるかもしれないと不安になるかもしれませんが、早めに報告しないと事態がより悪化してしまうこともありますので、注意が必要ですよ。

3 「ほう・れん・そう」で使える声かけフレーズ

■ 報告

「お忙しいところ申し訳ありませんが、
○○について報告させていただいてよろしいでしょうか？」

クッション言葉（37 ページ）を使用しましょう。報告の内容を簡単に伝えると相手も話への心構えができますよ。

 NG　報告しない

「○○について報告したいのですが、
△分ほどお時間いただいてもよろしいでしょうか？」

具体的な所要時間を提示すれば、相手の都合にも配慮することができます。

 NG　「○○が、〜で……」など前置きなく報告を始める

■ 連絡

「これから○号室の△さんのお部屋で、◎◎してきます」

長時間、ナースステーションに戻ってこない場合は、所在や予定を伝えてからにしましょう。委員会や治療のお迎えなどでナースステー

ションを離れる場合も誰かに伝えてから行きましょうね。

 誰にも何も言わず姿を消す

■ 相談

「○○について相談したいのですが、お時間をつくっていただくことは可能でしょうか？」

相手の都合に配慮しつつ、相談したいことを伝えられる声かけです。

 前置きなく「○○について、教えていただけませんか？」

「お手隙のときで構いませんので、○○について相談させていただいてもよろしいですか？」

緊急の要件でない場合、忙しそうな相手の都合に合わせて相談したいときに使ってみましょう。

「いつなら相談に乗ってもらえますか？」

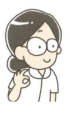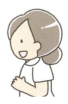

4 報告ツール「I SBAR C」を利用して報告してみよう

I dentify

自分の所属と名前、患者さんのお名前を伝えよう

例：○○病棟の看護師△△です。××さんのことについて報告したいの
　　ですが。

S ituation　状況

何が起こっているのか伝えよう

例：○○さんの意識レベルが低下しています。

B ackground　背景

現病歴や治療背景、既往から考察しよう

例：既往に△△があり。

A ssessment　評価

自分の考えについて伝えよう

例：私は□□によるものだと考えています。

R ecommendation　提案

具体的に依頼しよう

例：××してほしいと考えています。

C onfirm　確認

指示内容を口に出して繰り返しましょう

例：○○ですね。

142

CASE

忙しそうな先輩に、急を要する患者さんの状態の変化を報告したい

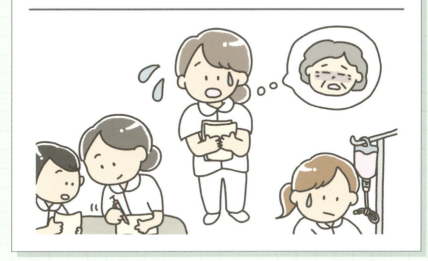

「お忙しいところすみません。△△号室の○○さんの状態の変化を急ぎでご報告させていただいてもよろしいでしょうか？」

　忙しそうにしている先輩に話しかけるのは勇気がいりますよね。まずクッション言葉を使って、患者さんの状態の変化についてできるだけ早く伝えましょう。自分が観察したことやアセスメントしたことを報告し、**心配な場合は一緒に確認してもらえるよう**お願いしましょう。

　また、患者さんの状態に違和感があるものの、確証がない場合はどうすればいいでしょうか。

　そんなときに「まあ、大丈夫か」と考えるのは危険です。「何かおかしい」と感じたら、ひとりで抱え込まずに、先輩に相談したり、自分だけでなく他の人の目も借りて患者さんの様子を見てもらうことが大切です。

報告に至らなくても、悩んだり困ったりしたときは必ず相談してみましょう。

■ 相談に乗ってもらったり、指導を受けたら……

「お忙しいところ相談に乗っていただき（ご指導いただき）、ありがとうございます」
「○○さんのおかげで学びになりました。ありがとうございます」
「また不安なとき、相談させていただいてもよろしいでしょうか？」

　忙しい最中に相談や指導を引き受けてくれた先輩や上司に感謝の気持ちを伝えましょう。相手との信頼関係を深めるために重要です。

> NG
> 「まぁ、いいか」「大丈夫か」「あとで言えばいいや」と後回しにする
> 報告しない

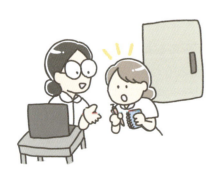

CASE

医師に指示を出されてしまった

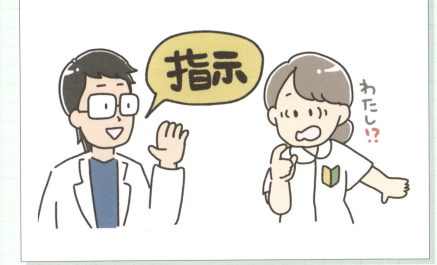

「すみません。私、まだ新人なので
指示を受けることができません」

医師から指示を受けた際、自分が新人でまだ対応できない場合は、誤解を避けるために正直かつ丁寧にその旨を伝えることが重要です。

■ 医師の反応

「そうなんだ、OK」　　　　納得してくれた場合 →

「え、そうなの？　困ったな……」立ち去る
　　　　　　　　　　　あいまいな反応の場合 →

A 納得してくれた場合

「ありがとうございます。指示受けはリーダーの○○さんで、お願いします」

　理解してくれたことへの感謝の気持ちを伝えつつ、指示を受けられるメンバーを伝えましょう。これにより、医師もスムーズに仕事ができ、助かるはずです。病棟ごとに指示を受ける際の決まりがある場合は、その決まりも伝えるといいでしょう。色々な病棟で働いていると、それぞれの病棟のルールがわからなくなる医師もいますので、掲示物を貼るなどして、視覚的に訴えることも大切かと思います。

B あいまいな反応の場合

（先輩看護師などに向けて）「○○先生が、△△さんの××の指示を伝えたかったようです。指示確認していただけますか？」

　医師が急いでいるときなど、何も言わずあいまいな態度のまま立ち去ってしまうこともあるかもしれません。

　注意しなければならないのは、**医師側は指示を出したつもりになってしまうこと**です。これにより、「言った」「言わない」の指示漏れのインシデントにつながることがあります。

　そうならないために、指示された内容はできるだけ覚えておき、先輩看護師やリーダー看護師など指示を受けられる看護師に状況報告をして、医師から指示を確認してもらうのがいいと思います。

つい「わかりました」と指示を受けてしまう
なにも反応できないままになる
「指示受けできません」だけ言ってその後の確認をしない

CASE

インシデントの報告をしたい

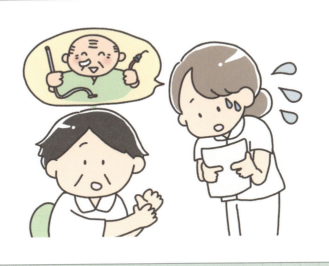

「お忙しいところ失礼いたします。
○○についてのインシデントのご報告をさせていただいてもよろしいでしょうか？」

　悪い報告は後回しにせず、早く伝えることが重要です。まずは、インシデントの報告であることを伝えましょう。

1 「インシデントレポート」とは……

　「インシデント」とは、誤った医療行為や医療ミスにつながる出来事のことを指します。「インシデントレポート」は、これらの出来事を把握・分析し、医療ミスの予測や再発防止に役立てることを目的とした

報告書です。これは責任を追及するものではなく、患者さんのために役立つものです。

悪いことを報告するのは勇気がいるかもしれませんが、同じようなミスが再発しないように、きちんと報告をしましょう。インシデントやアクシデントのレベルは病院の方針によって異なることがありますので、注意しながら病院の方針に従いましょう。

2 「言い訳」はいらない。事実を簡潔に

❶ 6W1Hを意識する

| When | いつ | Where | どこで | Who | 誰が | Whom | 誰に |
| Why | なぜ | What | 何を | How | どのように |

❷ 事実を簡潔に伝える

言い訳や反省をはさまず、まずは事実を簡潔に述べましょう。自分の主観（気持ちや反省、推測）は、聞かれるまで言わない、書かないようにしましょう。

❸ ここに注意！

- 避けるべき言い訳や反省の例：〜したつもりでした／〜だと思っていました／時間がなかったので／業務が重なったので……
- 避けるべき他人の批判の例：患者さんのせいで〜／他のスタッフのせいで〜……

正確な事実の伝達を心がけることで、状況の改善に役立てることができます。

アクシデント、大きなインシデントではないからと隠す
あとでいいかと報告を後回しにする
言い訳や反省ばかりで事実を簡潔に伝えられない

先輩・スタッフに愛される！コミュニケーションの秘訣

　看護師はチームで働いているので、スタッフ（同僚や上司、先輩、後輩、他職種）とのやり取りが多いですよね。先輩や後輩に関係なく、どんなスタッフにも敬意をもって接することで、良好な関係を築き、円滑に業務を進めることができると思います。

　一緒に仕事をする大切なメンバーだからこそ、気遣いを忘れないようにしましょう。

　そして、患者さんやご家族は、スタッフ間のやり取りを意外とよく見ています（私も患者側を経験したとき、つい見てしまっていました）。どんなときも見られて恥ずかしくないコミュニケーションを心がけましょうね。

1 先輩や上司から注意・指摘を受けたとき使える声かけフレーズ

> 「教えていただきありがとうございます。
> 大変申し訳ありませんでした。
> 以後、このようなことがないように気をつけます」

　先輩看護師や他スタッフから注意されたときは、まず謝罪し、指摘してくれたことに対する感謝の気持ちを伝えましょう。こちらにも言い分があるかもしれませんが、最初から言い訳をしたり、他人のせいにすると、相手をさらにヒートアップさせてしまうこともあります。注意や指摘をしてくれた相手ともいい関係を築けるように心がけて対応しましょう。

NG ふてくされ何も言わない
「すみませーん」などと誠意のない謝罪

■ 指摘を受けたあとに……

「ご指摘いただいた点の解決策(対応策)を考えたのですが、聞いていただけますか? また、他に注意すべき点があればアドバイスやご指導いただきたいです」

　注意された点について自分なりに解決策・対応策を考えてみましょう。そして、さらに注意すべきことを指導してもらえると、知識もより深くなり、同じ失敗を防げますよ。

NG 注意・指摘された内容をほうっておく

■ 注意を受けたときに使える表現の例

「申し訳ありませんでした」
「ご指摘(ご指導)ありがとうございました」
「ご指摘(ご指導)いただけたおかげで気づくことができました」
「大変勉強になりました」
「今後ともご指導ご鞭撻(べんたつ)のほどよろしくお願いいたします」

2 後輩に指導・フィードバックするとき使える 声かけフレーズ

　反対に自分が注意や指摘をする立場だったらどうすればいいでしょうか。言い方や指摘の仕方によっては、プライドを傷つけられたと感じる人もいます。しかし、医療は命に関わる重要な仕事ですし、チームで協力することが不可欠ですから、誰かに注意したり、改善を促すことは多くの場面で必要ですね。

　後輩ができ、指導する立場になったら、ときには厳しく指導することも必要だと思います。しかし、常にそのようなスタンスだと、相手の心に多くの傷を残し、立ち直れなくしてしまうこともあるでしょう。後輩はあなたに怒られたくないがために、隠しごとをするケースも生じやすくなります。ここでは、後輩などを指導するときに配慮してほしいことを書いていきますね。

■ 指導するときのポイント

①頭ごなしに叱らない……いきなり本題に入るのではなく、受け持ちの患者さんの話をしたり、最近できていることなどをほめる

②困ったことはなかったかたずねる……その出来事が相手にとって気になった場面なのかそうではないのか把握できる

③自分の過ちを話す……自分は指導はするけど、完璧ではなく、間違いながら成長してきたことを印象づける

④言い方に配慮して注意する……指摘をするときは命令口調やキツイ言い方にならないように！

⑤相手を尊重する……相手の意見は全否定せず、ちゃんと聞く

⑥味方であることを伝える……わずかなことでもほめながら、「あなたが成長するために自分にできることは協力したい」というスタンスを伝えましょう

■ ストレートに指摘がしにくい相手の場合は……

「あっ！　私、そろそろ△△さんの点滴の時間です！
○○（スタッフ）さんは、誰かの点滴ありますか？」

遠回しですが、相手が気づけるようにさりげなく伝えましょう。

> **NG** 何も言わない

■ 相手を傷つけない注意の仕方

「私も注意されたことがあるんだけど、この技術は〜（理由や根拠）だから、この方法でしたほうがいいと思うよ」

自分が注意された経験や根拠なども交えながら話すと、相手にも伝わりやすく、素直に受け入れてもらえますよ。

> **NG** 「この技術は〜して！」（命令口調）

■ 自分から言ってもらうために

「最近何か困ったことや苦手なことはなかった？　私はあなたが○○で困っていたかな？　と感じたのだけど……」

後輩が困ったり悩んでいるようだったら、自分から話してもらえるように声をかけてみましょう。

> **NG** 「○○に困ってなかった？　なんで言わないの？」

注意や指摘した後は、励ましたり、ねぎらいの言葉がけもセットで行うようにしましょう！

> ［励ましやねぎらい・慰労の声かけ］
> 　しんどかったり、苦しかったときに、まわりの人からのやさしい声かけで元気が出て、またやる気が出た！ということはないですか？　私はあります！
> 　人は誰しも共感されたい気持ちや認められたい気持ちをもっていると思います。一緒に働くスタッフからのねぎらいの言葉は、次の仕事の原動力にもなるはずです。
> 　結果も大事かもしれませんが、過程にも重きを置いて、がんばったことや努力したこともしっかり評価してねぎらいの言葉をかけましょう。そうすることで相手との信頼関係が深まり、仕事もスムーズにもなると思うので積極的に言葉をかけてみましょう。

■ 同僚や上司・他職種へのねぎらいの声かけ例

「いつもありがとうございます」「いつもお世話になっております」「○○さんのおかげです」「○○さんのおかげで助かりました」「いつも頼りにしています」「お疲れさまです」「さすが○○さんです」「すごいですね」「大変でしたね」「尊敬しています」「疲れていないですか？」

■ 後輩へのねぎらいの言葉がけ

「いつもありがとう」「いつも感謝しているよ」「よくがんばっているね」「本当にすごいよ」「○○さんなら、きっとできるよ」「最近無理しすぎていない？」「私は○○さんの成長がうれしいよ」

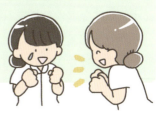

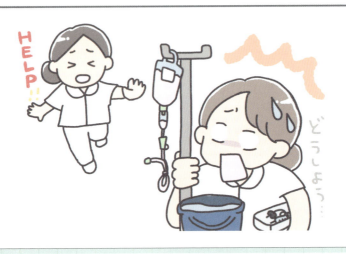

CASE

業務で手一杯なのに「手伝って」と先輩看護師に言われた

「すみません。今から○○の予定が入っていて、手伝えそうにありません」

　まずは、今の自分の仕事の状況を具体的に挙げて、手伝えないことを伝えましょう。

■「そうなんだ、OK」と納得してもらえるはずだけど……
　病棟で働いていると、個人の業務（個人の仕事軸）、チームの業務（チームの仕事軸）、病棟全体の業務（病棟の仕事軸）、それぞれが並行して進行していると思います。他のスタッフから助けを求められたり、自分が助けを求めたりする場面も多いですよね。
　自分の業務で手一杯で周りが見えなくなるときもあるかと思いますが、病棟全体のチームの一員として働いているという意識をもつことも

154

大切です。

　もし自分の業務が手に負えなくなり周囲にヘルプを求めたとき、「今忙しいから無理」「自分には関係ないから」と冷たく断られてしまうと悲しいですよね。自分の仕事ではないから関係ないという考えではなく、チームや病棟全体のことを考えて行動することが重要です。

■ こんな声かけができるとバッチリ！

「他のスタッフ（フリーさん）にも声をかけてみましょうか？」
「終わったらすぐに向かいます」

　たとえ手伝いに行けなかったとしても、「大丈夫かな？」と相手に配慮したこんな言葉がけができるといいと思います。

　また、自分の仕事の手があいたら、相手のもとに向かい、次のような言葉がけができればバッチリです！

「先程はお手伝いに行けず、すみませんでした」
「手があきましたが、私になにかできることありますか？」

「無理です」と断るだけ
自分には関係ないと無関心でいること

CASE

それぞれの先輩で教えることが異なる

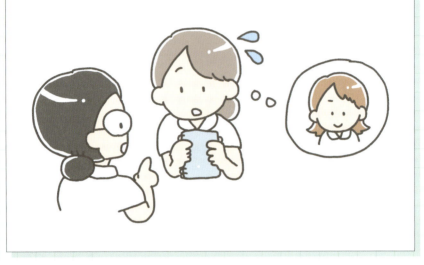

「教えていただきありがとうございます。
その方法ははじめて知りました。
勉強になります」

　たとえば、A先輩に教えてもらったとおりにしていたら、B先輩からやり方が違うと注意を受けたとします。「教えてもらったことと違います！」と言いたいところですが、まずは色々な方法があることを受け入れ、B先輩には教えてもらったことへの感謝を伝えましょう。

■ 結局どの方法で行えばいいかわからない……

「相談してもいいですか？　この前はこういう方法を教えてもらったのですが、どの方法で行えばいいでしょうか？」
「いろんな手順があると思うのですが、特に注意すべき点があれば教えていただきたいです」

　もしも、どちらの方法で行えばいいか迷ってしまったときは、指導を受けた先輩（この場合はA先輩）に他の方（B先輩）に別の方法を教わったことを伝え、素直に疑問に思うことを相談してみましょう。

■ どちらでもいいと言われた場合

「色々な方法があるのですね。どちらも行ってみて自分に合う方法を模索してみます。教えていただきありがとうございました。またよろしければ相談させてください」

　教えてくれたことに感謝を伝えましょう。そして、共通の方法が決まっていなくて、どちらでもいいと言われた場合は、自分に合った方法を検討する旨も伝えられるといいかと思います。

「いや、私はこう教わりました」と頑なに拒否する
「〇〇さんからはこう言われたんですけど……」「でも……」などと言い訳に聞こえる言い方をする

CASE

先輩や同僚より早く仕事が終わった

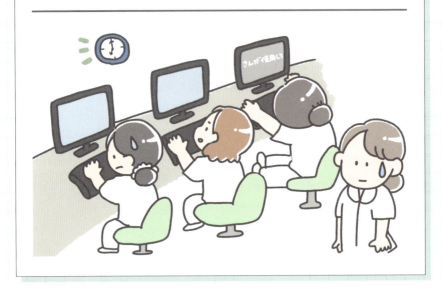

　「私に何か手伝えそうなことはありますか？」

　自分の仕事が終わったら、リーダーやメンバーに何か手伝えることはないか声をかけてみましょう。

■ 先輩の反応

「ありがとう、これ手伝ってほしい」
　　　　　　　　　仕事を依頼された場合　→

「帰っていいからね」　仕事を依頼されなかった場合　→

A 仕事を依頼された場合

「わかりました。他にも何か手伝えそうなことがあれば教えてください」

仕事を依頼されたら、指示に従いましょう。仕事が終わったら、必ず報告しましょうね！

B 仕事を依頼されなかった場合

「すみません。お先に失礼します。お疲れさまでした」
「明日、夜勤一緒なのでよろしくお願いします」

仕事を依頼されなかった場合は、あいさつをして帰りましょう。また、次の勤務が一緒の場合は、帰り際にそのことも伝えられると印象がいいかもしれません。

■ 予定があって早めに帰りたいとき

「申し訳ありませんが、今日は予定があり、仕事が終わったら早めに帰らせていただいてもよろしいでしょうか」

予定があって早めに上がりたいときもありますよね。でも、看護はチームでの仕事なので、言い出しにくい、帰りづらいと思う人もいるでしょう。そんなときは、勤務前に「今日は早めに帰らせてほしい」と伝えておくといいと思います。そして、実際に上がるときにも、こっそり帰るのではなく、しっかり声をかけてから帰りましょう。

NG 自分の仕事が終わったら、他のメンバーに声をかけずに帰る

CASE

自信のないケアや処置の見守り・指導をお願いしたい

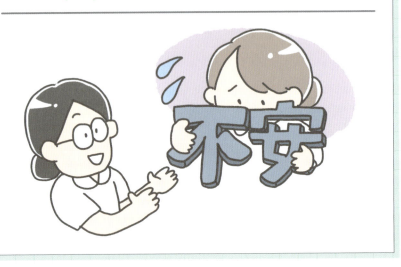

「今日△時ごろに○○さんの××の処置を予定しているのですが、自信がないので見守りつつ指導していただけませんか？」

　処置に自信がない場合は、自信がないことを正直に伝えて指導を求めましょう。見学なのか、指導してもらいたいのか、どうしてほしいのかも明確に伝えられるといいですね。
　そして、事前にわかっている場合は、直前に言うのではなく、あらかじめ相談しておけば、教える側も余裕をもって対応できます。

1 気持ちよく引き受けてもらうには？

❶ 事前に伝えよう

　先輩も急に言われると困ってしまうので、事前にわかっている場合は早めに相談しましょう。また、処置の予定が決まっている場合は、その情報を伝え、必要であれば時間調整などを行いましょう。

❷ サポートの程度をきちんと伝えよう

「○○はひとりでもできるのですが、△△の部分がまだスムーズにいきません」
「○○が不安なので、見ていただけませんか？」

　どこまでのサポートや指導をしてほしいのか、先輩にはっきり伝えましょう。具体的にどの部分がわからない、またはうまくできないのかを伝えることで、先輩も指導の心構えができます。

処置をしない
不安なまま処置をする
直前になって声をかける

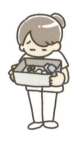

「電話対応」は慣れれば怖くない！マナーと便利なフレーズ

　看護師の仕事では、医師やご家族に電話することも多く、電話対応もとても大切な業務のひとつです。電話は相手の顔が見えないやり取りだからこそ、正しく丁寧な言葉遣いや気遣いが必要です。

1　電話対応の基本

❶ 声のトーンに配慮してハキハキと対応しよう

　電話は顔が見えないやり取りだからこそ、声のトーンは大事です。声色によっては、相手は「怒っているのかな？」「機嫌悪い？」と感じてしまうかもしれません。できるだけ明るくハキハキと話し、顔の見えない相手にも好印象をもってもらいましょう。

❷ 用件を把握するために必ずメモを取ろう

　用件を忘れてしまったり、行き違いが生じるのを防ぐために、電話対応をするときは、すぐにメモが取れるようにしておきましょう。うまく聞き取れなかったり、あやふやなことがあるときは、もう一度聞き直したり、自分の言葉で確認することが大切です。

❸ あいづちをしっかり打とう

　顔が見えない相手に「話をしっかり聞いていますよ」ということが伝わるように、あいづちはこまめに打ちましょう。そして、相手の話はさえぎらず、用件はきちんと最後まで聞きましょう。

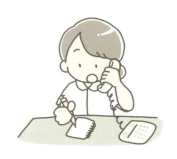

2 電話対応のマナー

❶ 電話を受けるとき
できるだけ3コール以内に取りましょう。3コール以上待たせてしまった場合は、「お待たせいたしました」と伝えましょう。

❷ 電話を切るとき
受話器はやさしく戻すか、指でフックを押しましょう。外線のときや相手が目上の方の場合は、相手が切るのを待ってから切りましょう。

❸ 電話を取り継ぐとき
周囲のやり取りが聞こえないように、保留ボタンを必ず押します。

3 電話対応の基本のフレーズ

■ 電話をかけるとき

「△△（所属）の○○（名前）と申しますが……」

■ 相手の状況を確認する

「お忙しいところ申し訳ありません。今、お時間よろしいでしょうか？」

相手の状況に配慮しつつ、話をしてもいい状況か確認しましょう。

NG　名乗らずにいきなり用件を話し出す

■ 電話を受けるとき

「はい、△△（所属）の○○（名前）です」

電話を受ける際もかける際も、自分の所属と名前を名乗りましょう。

NG 「もしもし」、「はい」、名乗らない

■ 相手の名前がうまく聞き取れなかった場合

「すみませんが（恐れ入りますが）、お名前をもう一度いただけますでしょうか？」

相手が誰かちゃんと把握してから話しはじめよう。

NG 誰かわからないまま話す

■ 取り継ぐ相手が近くにいない場合

「看護師の○○ですね。探して参りますので少々お待ちください」

探している間は保留にして周囲の声が相手に聞こえないように配慮しましょう。

NG 保留にせずに探しに行く
「探してくるので待っててください」

■ 取り継ぐ相手が近くにいなかった場合

「お待たせいたしました。近くにおりませんでした。差し支えなければ、ご用件をおうかがいしてもよろしいでしょうか？」

取り次ぐ相手にどのような用件の電話がかかってきたのか、きちんと情報を伝えるために確認しましょう。

NG　「〇〇さんいませんでした」と言って電話を切る

■ 取り継ぐ人が休みの場合

「申し訳ございません。あいにく〇〇（取り継ぐ相手）は休みをいただいております」

取り継ぐ相手が不在なことを謝罪してから、休みであることを伝えましょう。

NG　「〇〇（取り継ぐ相手）さん、休みです」

■ 不審電話かも!?

「確認しますので、少々お待ちください」

何かおかしい！と感じたら、すぐに返答するのではなく、先輩や周りに相談するための時間を取りましょう。

怪しいと感じつつも相手の要望（例：患者や医師の情報を教える、電話を取り次ぐ）に応える

こんな電話怪しいよ！
- 先生（スタッフ）の電話番号を教えてほしい
- 患者さんの名前や電話番号を教えてほしい
- 患者さんの病名、入院しているか教えてほしい

よく使う電話対応の敬語

自分の病院	当院
相手の病院	御院(おんいん)
担当者を呼んできます	担当の者を呼んで参ります
お待たせするとき	少々お待ちくださいませ／少々お待ちいただけますでしょうか
お待たせしたとき	お待たせいたしました
名前を聞くとき	お名前をお教えいただけますでしょうか／失礼ですが、どちらさまでしょうか
用件を聞くとき	どのようなご用件でいらっしゃいますか／ご用件をうかがってもよろしいでしょうか
了承するとき	かしこまりました／承知いたしました
提案するとき	いかがでしょうか？
すぐ調べます	すぐお調べいたします
わかりません	わかりかねます
できません	いたしかねます／できかねます
お願いするとき	○○をお願いできますでしょうか／よろしくお願いいたします
電話が遠いとき	恐れ入りますが、お電話が遠いようでございます
謝罪するとき	申し訳ございません 大変失礼致しました 誠に恐れ入ります ご迷惑をおかけいたしました 今後十分注意いたします
感謝するとき	ありがとうございます

参考・引用文献

1）木澤晃代, 濱田安岐子監修：看護で使える言葉がけシーン別実例250, つちや書店, 2020.

2）永井則子：どんな患者さんとも会話が続く話し方のルール64, エクスナレッジ, 2011.

3）林 章敏監修：これならわかる！はじめての緩和ケア, ナツメ社, 2020.

4）飯干紀代子：看護にいかす認知症の人とのコミュニケーション, 中央法規出版, 2019.

5）畠山卓也：看護師のための精神科でのコミュニケーションとケア, ナツメ社, 2021.

6）諏訪茂樹：看護のためのコミュニケーションと人間関係, 中央法規出版, 2019.

7）三瓶舞紀子：看護の現場ですぐに役立つ 患者接遇のキホン, 秀和システム, 2018.

8）川野雅資：会話分析でわかる看護師のコミュニケーション技術, 中央法規出版, 2018.

9）松崎有子：もう実習で困らない！患者とのコミュニケーション, サイオ出版, 2019.

10）篠崎惠美子, 藤井徹也：看護コミュニケーション, 第2版, 医学書院, 2022.

11）浅野均, 堀内ふき監修：看護師のための認知症患者さんとのコミュニケーション&"困った行動"にしない対応法, メディカ出版, 2020.

12）山本美保, 岸英光監修：医療現場の人間関係につまずき「ナース向いてないかも…」と思う前に試してみたいコミュ力アップ術25, メディカ出版, 2019.

13）がん看護のシチュエーション別 先輩ナースの体験からまなぶ"声かけテク", YORi－SOU がんナーシング, 13（4）, 2023.

14）道又元裕編, いまさら聞けない！急変対応Q&A, 照林社, 2018.

15）日本がん看護学会監修：患者の感情表出を促すNURSEを用いたコミュニケーションスキル, 医学書院, 2015.

16）林ゑり子：緩和ケア はじめの一歩, 照林社, 2018.

1年目ナースがそのまま使える
すごい「声かけ」フレーズ

患者さん、ご家族、先輩、スタッフに
「こう言えばよかったのか！」 　　　　　　　　定価（本体1,800円＋税）

2024年11月27日　第1版第1刷発行

著　者　　よん©　　　　　　　　　　　　　　　　　　　　　〈検印省略〉

発行者　　亀井　淳

発行所　　**株式会社 メヂカルフレンド社**

〒102-0073　東京都千代田区九段北3丁目2番4号
麹町郵便局私書箱第48号　電話(03)3264-6611　振替 00100-0-114708
https://www.medical-friend.jp

Printed in Japan　落丁・乱丁本はお取り替え致します　　　印刷・製本／シナノ書籍印刷（株）
ISBN978-4-8392-1747-1　C3047　　　　　　　　　　　　　　　　106146-096

- 本書に掲載する著作物の著作権の一切〔複製権・上映権・翻訳権・譲渡権・公衆送信権（送信可能化権を含む）など〕は、すべて株式会社メヂカルフレンド社に帰属します。
- 本書および掲載する著作物の一部あるいは全部を無断で転載したり、インターネットなどへ掲載したりすることは、株式会社メヂカルフレンド社の上記著作権を侵害することになりますので、行わないようお願いいたします。
- また、本書を無断で複製する行為（コピー、スキャン、デジタルデータ化など）および公衆送信する行為（ホームページの掲載やSNSへの投稿など）も、著作権を侵害する行為となります。
- 学校教育上においても、著作権者である弊社の許可なく著作権法第35条（学校その他の教育機関における複製等）で必要と認められる範囲を超えた複製や公衆送信は、著作権法に違反することになりますので、行わないようお願いいたします。
- 複写される場合はそのつど事前に弊社（編集部直通 TEL03-3264-6615）の許諾を得てください。